临床流行病学与循证医学
学习指导与习题集

第3版

主　编　刘续宝　康德英

编　者　(按姓氏笔画排序)

王小钦 (复旦大学)　　　　田文静 (哈尔滨医科大学)

史晓红 (山西医科大学)　　刘　玉 (新疆医科大学)

刘晓清 (北京协和医学院)　刘爱忠 (中南大学)

刘续宝 (四川大学)　　　　闫永平 (空军军医大学)

孙业桓 (安徽医科大学)　　李　静 (四川大学)

李晓枫 (大连医科大学)　　时景璞 (中国医科大学)

吴晓梅 (中国医科大学)　　张　玲 (首都医科大学)

张凤英 (承德医学院)　　　张秀军 (安徽医科大学)

徐佩茹 (新疆医科大学)　　高　琦 (首都医科大学)

康德英 (四川大学)

秘　书　洪　旗 (四川大学)

人民卫生出版社

图书在版编目（CIP）数据

临床流行病学与循证医学学习指导与习题集 / 刘续宝，康德英主编 . -- 3 版 . -- 北京：人民卫生出版社，2018

全国高等学校五年制本科临床医学专业第九轮规划教材配套教材

ISBN 978-7-117-27569-9

Ⅰ. ①临… Ⅱ. ①刘… ②康… Ⅲ. ①临床流行病学 – 高等学校 – 教学参考资料②循证医学 – 高等学校 – 教学参考资料 Ⅳ. ①R181.3 ②R499

中国版本图书馆 CIP 数据核字（2018）第 225565 号

人卫智网	www.ipmph.com	医学教育、学术、考试、健康，购书智慧智能综合服务平台
人卫官网	www.pmph.com	人卫官方资讯发布平台

临床流行病学与循证医学学习指导与习题集
第 3 版

主　　编：刘续宝　康德英
出版发行：人民卫生出版社（中继线 010-59780011）
地　　址：北京市朝阳区潘家园南里 19 号
邮　　编：100021
E - mail：pmph @ pmph.com
购书热线：010-59787592　010-59787584　010-65264830
印　　刷：河北新华第一印刷有限责任公司
经　　销：新华书店
开　　本：787 × 1092　1/16　　印张：7
字　　数：184 千字
版　　次：2008 年 7 月第 1 版　　2018 年 11 月第 3 版
　　　　　2019 年 7 月第 3 版第 2 次印刷（总第 5 次印刷）
标准书号：ISBN 978-7-117-27569-9
定　　价：23.00 元

打击盗版举报电话：010-59787491　E-mail：WQ @ pmph.com
（凡属印装质量问题请与本社市场营销中心联系退换）

前　言

　　临床流行病学与循证医学是一门新兴的、前沿性的、多学科交叉的临床基础学科。旨在传教医学生以群体观点对疾病发生、发展、诊断、防治及预后等进行临床研究和开展循证临床实践的基本理论、基本知识和基本方法，使临床医学生从个体患者的特点，扩大到疾病的群体共性规律的认识，有助于培养医学生的科学素质、科研思维、临床研究与循证临床实践能力。

　　本配套教材第 2 版出版后，接受了全国高等医学教育和医学继续教育社会实践的考验，在此次第 3 版的修订中，我们结合了本学科的最新进展以及科研实践能力培养的总体目标，对第 3 版的内容作了一些创意性修订：

　　1. 新增"临床经济学在临床科研中的应用与评价"以及"临床医学论文的撰写原则和报告规范"两章的学习指导与习题集内容。

　　2. 同时在学习目标、习题及参考答案基础上，充实增加了"重点和难点内容"。进一步规范了题型，包括名词解释、判断题、填空题、选择题（A1 型、A2 型、A3 型、B 型和 X 型）、简答题（整合了原来的简答题、论述分析题）等。每章的习题量较上一版也有大幅增加。

　　在本次修订中，得到了四川大学华西临床医学院 / 华西医院领导的大力支持，并得到人民卫生出版社的指导和帮助，一并致以衷心的谢意！

　　本版辅助教材的编辑以及部分内容的编写、设计制作等，洪旗老师付出了辛勤劳动和奉献，特致以诚挚的感谢！

　　在本版的修订中，尽管全体参编人员尽心尽责，但难免会有某些不足甚至谬误，敬希应用本辅助教材的师生和同道给予批评和指正！

刘续宝　康德英

2018 年 5 月

目　录

第一章
绪　论

学习目标

1. 掌握　临床流行病学的概念及学科性质；循证医学的概念及学科性质；临床流行病学与循证医学的关系和异同点；临床流行病学与流行病学的关系和异同点；临床流行病学与循证医学的共同方法学基础（设计 D、测量 M、评价 E）。

2. 熟悉　临床流行病学对临床研究的价值及意义；循证医学对临床实践的作用及价值。

3. 了解　临床流行病学与循证医学的发展简史；临床流行病学与循证医学的现状及误区。

重点和难点内容

一、临床流行病学与循证医学的概念

临床流行病学是将现代流行病学及统计学等原理和理论引入临床医学的研究和实践的一门方法学，它采用宏观的群体观点和相关的定量化指标，将科学严谨的设计、定量化的测量和严格客观的评价贯穿于临床研究全程，系统探索疾病的病因、诊断、防治和预后的共性规律，力求避免各种偏倚因素的干扰，确保研究结果的真实性，并对临床医学实践产生重要的循证价值，因此，重在产生最佳的研究成果（证据），促进临床医学的整体发展和临床医学水平的全面提升。

而循证医学则作为一门临床实践的科学，临床医生在自己的临床实践中，针对患者的具体临床问题（难点），谨慎、确切和明智地采用目前最佳的证据对患者的诊治做出科学的决策，从而取得最有效的治疗结果。这样做，既能有效地解决患者的临床问题，促进患者康复，同时也会推动临床医疗水平的提高。因此，重在应用最佳研究成果（证据），解决个体患者的具体临床实践问题。

二、DME——共同方法学基础

设计（design）、测量（measurement）、评价（evaluation）为三大核心的临床科研方法学（DME），应用于复杂的临床医学研究之中，成为临床流行病学与循证医学的共同方法学基础。

（一）设计

临床研究设计主要围绕以下要素：(1) 疾病患者 / 人群（patients/population，P）：即研究的目标疾

病及其患者人群,来自何处的医院、采用何种诊断标准及有无明确的纳入/排除标准、需多大的样本量、受试者是否愿意参与研究、依从性又如何等都需要明确和说明。(2)干预措施(intervention,I):设置是否有科学依据,特别是有效性和安全性的前期试验依据,具体的应用方法、时机、疗程如何,有否同时采用其他辅助疗法等。(3)对照(control,C):对照组受试对象的入选标准和方法是否与试验组可比,同期或非同期对照,对照组接受的干预措施是安慰剂或其他有效干预措施,依据如何等。(4)结局(outcome,O):反映有益(有效)及不良反应(有害)结果的指标依据,判断方法以及校正与否等等。(5)研究设计方案(study design,S):是何种方案,该设计方案的科学性与可行性如何。(6)时间因素(time,T):干预措施的疗程需要多长时间,是否能满足药效或不良反应显效的时间要求,即达到组间最小效应差异(minimally important difference,MID)所用的时间。对于某些疾病设定的追踪观察时间,应结合疾病自然病史的时间规律。"PICOST"是上述要点英文名词第一字母的缩写。牢记"PICOST",对进行临床研究以及循证评价将是非常有益的。

(二) 测量

用某种方法或指标来发现、确定和计量患者接受药物治疗或者其他治疗后产生的效应,或者用某种方法或指标发现确定和计量人体对某种致病因素的反应,这些发现、确定和计量治疗反应或致病效应的方法统称为测量,测量的结果将作为治疗效果或诊断的依据。

(三) 评价

临床研究结果是否真实可靠、临床意义和实用价值有多大、研究结果能否适用于临床实践及其适用程度如何等等,既是研究者对临床研究的自我评价需要回答的系列问题,同时也是临床医生能否采用他人研究成果作为循证决策证据、进行严格评价的系列问题。

1. 研究结果的真实性(validity) 无论研究得到的是阳性结果、还是阴性结果,都需对研究结果做出科学的解释和结论,明确其真实性及其可信程度。

真实性评价贯穿于研究全程的各个环节,如设计方案的性质和论证强度如何以及是否存在缺陷;是否设置对照组以及设置是否合理;研究对象的诊断标准是否为金标准、纳入/排除标准是否合理恰当、样本量是否足够;组间重要的基线状况是否可比、有无相关偏倚因素存在以及是否采取了相应的防止或处理措施;受试者依从性如何;对相应的试验观测指标及资料所采用的整理、统计分析方法是否正确等等。

2. 临床重要性(clinical importance) 倘若研究结果的真实性良好,进而需要评价研究结果的临床意义和价值。具有临床价值的研究结果不仅提高人们对疾病及其治疗规律的认识,而且可作为具有指导临床实践的循证证据。当然临床重要性的评价需要通过具体量化的指标来呈现。

这里要强调的是组间差值的大小究竟有无临床意义,如无临床意义,即使具有统计学意义的差异,实际应用价值不大。因此,统计学意义并不能完全代表临床意义。所以,对于任何临床研究的结果,务必要注重临床价值,倘若认为研究结果具有临床意义,则必须应用正确的统计学方法进行显著性检验,即肯定结果的真阳性、真阴性概率以及检验效能大小。当研究结果既有临床意义,又有统计学意义时,可下肯定性的结论;如仅有临床意义而统计学差异并不显著时,不能因此而否定临床的价值,此时应计算Ⅱ型错误和检验效能水平;如果一个研究的结果既无临床意义,又无统计学意义的差异,则这种研究结果应予否定。

3. 研究成果的适用性(applicability) 临床研究往往是解决某种(些)重大疾病的早期正确诊断以及有效防治或改善疾病预后等为其目的的,因而针对性强。因此,对于研究成果之实/适用性,要分析它们有无实用价值、有多大的实用价值,利弊比如何,在什么样的医疗环境和条件下可以采用或推广,宜作实事求是的评估。切不可脱离自己的环境、技术条件和患者的实际情况,盲目地接受或教条化地推行。

习题

一、名词解释

1. 临床流行病学
2. 循证医学
3. 流行病学
4. DME

二、选择题

【A1 型题】

1. 临床研究的主要类型,**不包括**( )
   A. 病因学研究　　　　　B. 诊断性试验　　　　　C. 防治性研究
   D. 系统评价　　　　　E. 人口普查

2. 临床流行病学与循证医学的对象是( )
   A. 动物模型　　　　　　　　　B. 病原体,如细菌、病毒
   C. 患者及患者群体　　　　　　D. 社区人群
   E. 单个具体病人

3. 临床流行病学和临床医学的关系,正确的说法是( )
   A. 是相互独立的两门学科
   B. 只和一些临床学科有关系
   C. 临床流行病学是临床医学的一门分支学科
   D. 是一门临床医学的基础学科
   E. 是预防医学的一个分支

4. 有关临床流行病学的**不正确**的说法是( )
   A. 是临床医学研究方法学　　　　B. 是专门研究临床诊断和治疗的学科
   C. 是一门实践医学　　　　　　　D. 是一门临床科研设计和评价的方法学
   E. 是实践循证医学的基础

5. 临床流行病学的主要特色**不包括**( )
   A. 临床流行病学必须是以临床医学为主体的多学科合作
   B. 临床流行病学的研究对象是患者及其群体
   C. 临床流行病学力求研究结果的真实性与可靠性
   D. 临床流行病学的定位在临床医学
   E. 研究特定人群中的健康相关状况或疾病事件的分布及其决定因素,同时要应用这种研究的结果进行疾病防控

6. 循证医学的实践基础**不包括**( )
   A. 高素质的临床医生　　　　　　B. 最佳的研究证据(成果)
   C. 具备临床流行病学的基本知识　D. 新药物或新医疗器械
   E. 良好的医疗环境

7. 临床研究的基本程序是（　　　）

　　A. 方案设计、建立假设、收集资料与数据、统计分析、下结论

　　B. 建立假设、方案设计、统计分析、收集资料与数据、下结论

　　C. 方案设计、统计分析、收集资料与数据、建立假设、下结论

　　D. 先收集资料与数据、统计分析、下结论、建立假设、方案设计

　　E. 方案设计、收集资料与数据、统计分析、下结论、最后建立假设

【X 型题】

8. 临床研究的质量评价主要围绕（　　　）进行

　　A. 研究的真实性　　　　　　　　　　B. 临床的重要性

　　C. 研究成果的适用性　　　　　　　　D. 研究课题的新颖性

　　E. 研究课题的创新性

9. 临床流行病学与循证医学的作用与价值,主要体现在（　　　）

　　A. 为临床科研提供科学的方法学

　　B. 促进临床循证医学实践,提高医疗水平

　　C. 服务于医学教育,培养高质量的人才

　　D. 为疾病病因、诊断、治疗及预后研究提供一系列评价标准与方法

　　E. 部分临床学科上,但和某些临床学科无关

10. 为了创新临床科研方法学,临床流行病学工作者必须与（　　　）紧密合作

　　A. 流行病学家　　　　B. 卫生统计学家　　　　C. 卫生经济学家

　　D. 基础医学研究者　　E. 医学信息专家

三、简答题

1. 简述临床流行病学的基本特征。

2. 简述临床科研设计的主要内容。

3. 临床流行病学与循证医学的关系。

4. 临床流行病学与循证医学方法学中对测量的基本要求。

5. 简述循证医学对临床医学与预防医学的意义。

参考答案

一、名词解释

1. 临床流行病学:临床流行病学是在临床医学的领域内,引入了现代流行病学及统计学等有关理论,创新了临床科研的严格设计、测量和评价的临床科研方法学,用宏观的群体观点及相关的定量化指标,从患者的个体诊治扩大到相应特定患病群体的研究,探讨疾病的病因、诊断、治疗和预后的整体性规律,力求排除或防止偏倚因素的干扰,确保研究结果的真实性,使获得的研究结论有充分的科学依据,并对防病治病的循证实践能有重要实用价值。

2. 循证医学:循证医学是临床医生在对患者的诊治决策中要谨慎、确切和明智地应用最近最佳的证据,并且必须与自己的临床专业知识相结合,同时要充分权衡这种决策对患者的利弊关系,要以患者的利益第一。这种决策的付诸执行,必备五个前提:(1)要有高素质的临床医生;(2)要有最佳的研究证据(成果);(3)要具备一定的临床研究方法学知识;(4)要把患者的利益放在医疗决策的首位;(5)要有良好的医疗环境。

3. 流行病学:按照国际流行病学学会对流行病学的定义,流行病学是研究特定人群中的健康相关状况或疾病事件的分布及其决定因素,同时要应用这种研究的结果去解决健康问题。

4. DME:面对临床医学实践中的复杂情况,应用流行病学和统计学的规律和方法学,并与临床实践相结合,创造性地建立临床科研设计(design)、测量(measurement)与评价(evaluation)的临床科研方法学(DME),并应用于复杂的临床医学研究实践。以确保对临床研究有科学的设计、准确的测量以及合理的严格评价。

二、选择题

【A1 型题】

1. E　　　2. C　　　3. D　　　4. C　　　5. E　　　6. D　　　7. A

【X 型题】

8. ABC　　　9. ABCD　　　10. ABCDE

三、简答题

1. 答:临床流行病学的基本特征包括:(1)临床流行病学的定位在临床医学,是以临床医学为主体的多学科合作,应用流行病学的群体观和定量化的观点,不断创新临床研究方法学和促进本学科的发展,从而不断地创新研究并提供新成果供临床应用。(2)临床流行病学的研究对象是以源于医院的个体病例为基础,并扩大到相应的患病群体,或者是从某一疾病患者的整群中去随机抽样以获得具有群体代表性的研究对象。(3)临床流行病学的精华还在于强调在临床医学研究中,应用科学的方法学,强化科研设计,排除各种偏倚、混杂因素的影响,确保研究结果的真实性和可靠性。

2. 答:根据科研目的,提出科研假设,选择研究设计方案,选择与纳入研究对象,设置对照组,确定研究指标,明确资料收集及数据处理方法,提出研究质量的控制措施。

3. 答:临床流行病学的本身是应用科学的临床研究方法学,研究并创产出最佳的研究结果,而且应用这些研究证据来指导临床医疗决策,从而提高医疗水平,达到保障人民健康的目的。20世纪 90 年代,循证医学这个概念的产生、应用与发展,实际上是在现代临床流行病学的发源地之一的加拿大 McMaster University 工作在临床医疗和教学第一线临床流行病学家们,应用了临床流行病学的理论原则与方法指导临床医疗教学实践的一种创新和发展。循证医学是临床流行病学用于对患者(诊治决策)的一个现代名词。临床流行病学重在"创证",而循证医学重在"用证"。

4. 答:临床研究中对致病因素的致病或药物的治疗效应,需要采用一些方法和指标来发现和测量,以作为诊断和治疗效果的依据。为了准确测量,宜注意下列三点。

(1)试验的措施一定要有反应性和可度量性。试验性的致病因素或治疗的药物,其本身要有致病的或治疗的作用,而且这种作用要能客观地反映并被临床及实验室等检查方法及指标量度。

(2)测量的方法要求有良好的灵敏性和特异性。当致病或治疗效应发生后,采用的测量方法要有良好的灵敏性加以发现,并有良好的特异性予以确定,否则,有发生漏诊(测)或误诊错误的危险。

(3)测量指标的判断标准和临床意义要明确。对于任何测量指标的结果判断应有公认的临床判断标准,如有效、无效以及恶化等,至于某些计量指标所反映的治疗前后均数的差值及其统计学的差异性,虽然有重要的价值,但更应用临床意义来判断而不宜简单地凭 P 值大小作结论。

5. 答:循证医学实践对临床医学以及预防医学的意义可大致概括为以下几个方面:

1）促进医疗决策科学化,避免乱防乱治、浪费资源,因而可提高临床医疗及预防医学水平,促进临床医学与预防医学的发展;

2）促进临床与预防医学教学培训水平的提高,培训素质良好的人才,紧跟科学发展水平;

3）发掘临床与预防医学难题,促进临床医学、预防医学与临床流行病学科学研究;

4）提供可靠的科学信息,也有利于卫生政策决策的科学化;

5）有利于患者本身的信息检索,监督医疗,保障自身权益,建立良好的医患关系。

（刘续宝　康德英）

第二章
临床研究与实践问题的构建

学习目标

1. 掌握 临床研究选题立题的基本原则：需要性、科学性、创新性、可行性、效能性；按照 PICOS 要求构建临床研究与实践问题。
2. 熟悉 选题和立题的基本程序；对临床研究与实践问题的评价标准。
3. 了解 临床问题分类及其特点；临床研究问题和临床实践问题的异同点。

重点和难点内容

选题与立题的原则

(一) 需要性

1. 选择重大疾病进行研究，满足社会和学科发展需要。
2. 需进一步明确研究重点和焦点。即具体和明确地提出期望要解决的问题。

研究者要根据科学的依据对选择和立题研究的课题可能获得的科学成果、防病治病的效果和价值进行实事求是地预测，估计其成本 - 效果、是否会被推广应用以及可能产生的社会效益及经济效益等。这些因素及指标对于选题申报具有很重要的参考价值。

(二) 创新性

研究课题的选择，要有自主创新性，有新的见解和新的特色，而不是跟着别人去盲目地重复或赶"时髦"。

(三) 科学性

合理的研究设计方案是研究科学性的保证。根据立题研究的课题性质，抉择科学性及可行性良好的设计方案是保障研究课题获得成功的关键之一。

(四) 可行性

1. 执行研究措施的可行性

选题的时候，对拟采用的研究措施一定要考虑执行的可行性。

(1) 仪器设备及实验室条件。

（2）要有执行研究课题的配套人才。

（3）干预措施和测试的指标一定不能过繁，采取的试验干预措施或药物在剂型、用法、用药的途径等方面应力求简单易行。测试效应的指标不应过多，在保证准确可靠的前提下选用灵敏性和特异性好的指标，做到少而精既可以保证执行的可行性，也可减少假阳性或假阴性偏倚的影响，避免误导研究的结果和结论。

（4）注意社会、文化和宗教等的可接受性。

（5）注意研究对象的依从性，即使一种很好的防病治病措施，如果价格过贵或应用方法过繁或对患者缺少足够的解释及关爱，则研究对象的依从性往往无法得以保证，研究者在研究课题立题的时候一定要充分注意这一点。

2. 技术条件、经费和伦理可行性　在选题和立题时，研究者务必要考虑经费的来源与保障，实事求是地预算研究经费，保证仪器设备、实验试剂、药品开支、劳务报酬和学术交流等必需的费用。不切实际（过高或过低）地预算经费是不利于所立课题的正常运作的。

任何临床研究课题的立题，务必要符合伦理学的原则，遵守国际公认的赫尔辛基宣言的精神。按照国际惯例，临床试验的研究课题必须经过有关机构的科研伦理委员会审查通过后方有资格立题研究。

（五）效能性

临床研究应面向广大人民群众亟待解决的健康问题。中国作为世界上最大的发展中国家，国内不同地区的经济发展水平存在着巨大差异，社会贫富差距也颇为显著，城乡医疗卫生和保健事业的水平也很不同。因此，临床研究课题的选择，应该结合我国的国情、地方特点及广大人民（不分贫富）对促进健康和有效防治疾病的要求进行考虑，以充分体现临床研究的社会公正性。另一方面，国家和地方的卫生研究经费投入是有限的，人力资源与水平也受某些客观因素的限制。因此在选择临床研究课题的时候，应该考虑将有限的资源投入到最需要解决的、关系大多数人民健康的方面，以体现卫生研究资源利用的社会公正性。

习题

一、选择题

【A1 型题】

1. 临床研究的选题依据是（　　　）

A. 选择热门前沿的问题

B. 选择临床上迫切需要解决、疾病负担重的问题

C. 以国外正在或已经开展的研究为依据

D. 根据上级的指派任务来立题

E. 尽量与国际的热点研究问题接轨

2. 临床科研选题、立题，可**不必考虑**的因素是（　　　）

A. 可行性　　　　　　B. 先进性　　　　　　C. 有统计学意义

D. 临床价值　　　　　E. 公平性

3. 对于临床研究立题的质量评价，**不正确**的是（　　　）

A. 是否为国家或地区性危害人民健康的重大疾病

B. 研究重点是否明确

C. 是否掌握了本研究涉及的最新科技信息

D. 是否可行

E. 是否"追新",并与国际热点研究问题"接轨"

4. 下列因素中,与临床研究的选题立题关系**不大**的是( )

A. 疾病谱   B. 医学新模式

C. 疾病负担   D. 地方特色

E. 尽量用一个研究课题来解决众多研究问题

5. 构建循证实践问题,可**不考虑**的要素是( )

A. patients/population   B. intervention/exposure

C. outcomes   D. study design

E. statistical significance

【X型题】

6. 选择研究课题时,应重点考虑下列的要素有( )

A. 科学性   B. 可行性   C. 创新性

D. 效能性   E. 复杂与全面性

7. 临床科研选题的复杂性,主要是因为( )

A. 危害人类健康的疾病众多

B. 疾病负担程度各异

C. 利益驱使,竞争激烈

D. 对疾病的病因和发病机制的认识程度有差异

E. 诊断与防治措施的效果不一

二、简答题

1. 一家教学医院肝病科,收治病人中有慢性乙型肝炎和乙肝肝硬化患者。一天,一位慢性乙肝患者问医师,我目前在用拉米夫定抗病毒治疗,其效果除了降低病毒滴度外,是否可以不发展成我的病友那样的肝硬化? 而那位肝硬化病友也问,我是否需要抗病毒治疗?

请根据上述临床问题用 PICO 组成方式构建问题。

2. 简述选题、立题的基本原则。

3. 简述选题、立题的基本步骤。

4. 患者,男性,40 岁,因肝功能转氨酶反复异常 7 个月到某院门诊求诊。患者 7 个月前因常规体检发现 ALT120U/L,AST 80U/L,A 40g/L,G39g/L,至今无明显不适,无烟酒嗜好。大哥一年前因肝癌死亡,化验三大常规正常,除 ALT/AST 升高外,其余酶谱均在正常范围内,HBV-DNA 5×10^{5}IU/ml、HbsAg、HBeAg、HBcAb 均(+)。体检时除发现患者有抑郁倾向,余无特殊。在此基础上,根据临床治疗指南,该患者符合慢性乙型肝炎诊断,同时有抗病毒治疗指征。提出的问题是用何种药物抗病毒治疗? 由于患者有抑郁倾向,因此不宜用干扰素治疗,而抗病毒药物有多种,选用哪一种更有效呢? 我国已有的抗病毒药物有恩替卡韦,阿德福韦、替比夫定。而替诺福韦是新一代抗病毒药,其效果是否会更好?

请根据目前临床问题,以 PLCO 格式将其格式化,以便进一步检索。

5. 如何评价研究题目是否选择得当?

6. 选题时,如何考察拟采用的研究措施是否可行?

7. 临床研究有哪些主要特点?

参考答案

一、选择题

【A1 型题】

1. B　　2. C　　3. E　　4. E　　5. E

【X 型题】

6. ABCD　　7. ABDE

二、简答题

1. 答:P:慢性乙肝患者;I:拉米夫定;C:安慰剂;O:肝硬化/肝癌的发生率。

2. 答:基本原则包括:(1)需要性,选择疾病负担重大的疾病进行研究;(2)科学性,研究问题要明确具体,选择足够的研究对象,抉择合理的研究设计方案,干预措施和诊断方法要安全、有效。(3)创新性,研究课题的选择,要有自主创新性,有新的见解和特色。(4)可行性,具备一定仪器设备和实验条件,有执行研究课题的配套人才,研究对象能接受与依从。(5)效能和公正性,有限的资源应投入到最大多数需要解决的健康和有效防治疾病的研究项目中。

3. 答:选题和立题的基本程序是:(1)研究问题的提出与选题;(2)充分掌握现有的科技信息;(3)确定研究的关键问题;(4)撰写研究计划书。具体流程图如下:

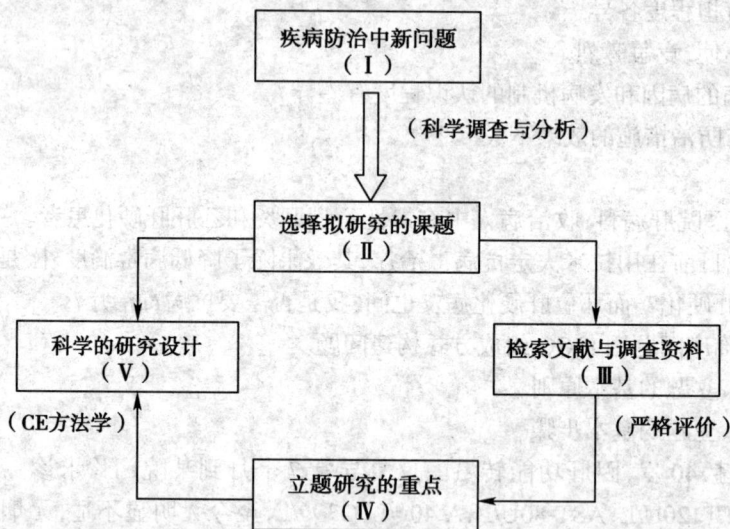

```
        ┌─────────────────────┐
        │  疾病防治中新问题    │
        │      （Ⅰ）          │
        └─────────────────────┘
                  │
                  │（科学调查与分析）
                  ▼
        ┌─────────────────────┐
        │  选择拟研究的课题    │
        │      （Ⅱ）          │
        └─────────────────────┘
          │                 │
          ▼                 ▼
┌──────────────┐    ┌──────────────────┐
│ 科学的研究设计│    │ 检索文献与调查资料│
│    （Ⅴ）     │    │      （Ⅲ）       │
└──────────────┘    └──────────────────┘
（CE方法学）              （严格评价）
          │                 │
          │ ┌─────────────┐ │
          └▶│ 立题研究的重点│◀┘
            │    （Ⅳ）     │
            └─────────────┘
```

4. 答:该问题是有关治疗的问题。P 为我们的治疗对象,I 为新药替诺福韦,O 为结局,C 为已有的对照药物,观察其抗病毒效果包括 HBV-DNA 下降,组织学改善及 e 抗原转换等。

抗病毒治疗的 PICO:

P:Chromic HBV hepatitis

I:Tensfovir

C:adefovir（entecaviy tebivudine）

O:HBV-DNA reduction,histological improvement。

5. 答:评价研究题目选择是否恰当,应考虑如下标准:(1)是否为国家或地区性为害人民健康的重大疾病;(2)研究的重点是否明确;(3)是否掌握了本研究涉及的最新科技信息;(4)是否具有创新性;(5)是否可行;(6)预期的成本-效果如何;(7)有无违背医学伦理问题。

6. 答:选题时,对拟采用的研究措施,一定要考虑执行的可行性。(1)仪器设备及实验室条件。试验研究的措施及试验结果,都需要相应的仪器设备进行测试。(2)要有执行研究课题的配套人才。要有一支能胜任负责科研设计、实施和观察,资料收集,统计分析,以及科研的总体指导和管理等技术力量较强的专业队伍,这是保证选题立题后能够执行的重要条件。(3)干预措施和测试的指标一定不能过繁。采取的试验干预措施或药物,在剂型、用法、用药的途径等方面,应力求简单易行。测试效应的指标不宜过多,在保证准确可靠的前提下,选用灵敏性和特异性好的指标,做到少而精,既可以保证执行的可行性,也可以减少假阳性或假阴性偏倚的影响,避免误导研究的结果和结论。(4)注意社会、文化和宗教等的接受可行性。临床试验主要是以病人作为研究对象。因此,要注意社会习俗、文化素养以及宗教信仰等因素及其临床试验措施的可接受性。否则,就可能产生负面影响。(5)注意研究对象的依从性,即使一种很好的防病治病措施,如果价格过贵或应用方法过繁,或缺乏对患者足够解释及关爱,则研究对象的依从性往往不能保证,对此,在研究课题立题时,要充分注意。

7. 答:临床医学研究的目的在于探索人类疾病发生、发展和转归的规律,提高对疾病的诊断和防治水平,消除或减轻疾病对人体的危害,改善预后,提高人类的健康水平。

临床医学的研究不同于基础医学的实验性研究,也有异于预防医学的群体健康性研究,其特点表现为以下几个方面。

(1)研究的对象是病人。临床医学研究的对象是病人,病人是作为有关疾病的"载体"。因此,患了疾病的病人,他们都是受着疾病的折磨,经受着不同程度的痛苦,承受着肉体、精神和经济等方面的压力,又鉴于各自的病理生理特点、心理情感状态、文化水平及所处的自然与社会环境的差异,疾病的临床病程和病情复杂,因此,即使同一种疾病,病理损害相似,而临床表现的个体差异往往十分显著,这就构成了临床科研对象的复杂性。所以,作为临床研究的对象,务必符合有关疾病的诊断标准,同时还要制订合适的纳入与排除标准,以使被研究的对象具有相对的匀质性而有利于研究的可比性。

(2)临床科研的干预措施要安全有效。任何投入临床试验治疗的药物或治疗措施包括诊断性措施,一定要有临床试验前的科学依据,证明对病人具有安全性和对疾病的诊治具有有效性,方可进行立题研究。因此,对于某种(些)缺乏科学依据且无疗效证据的药物或"措施"是不允许用病人做试验研究的。为了对比新的试验措施或药物的疗效,需要设立对照组,而对照组的研究措施亦要保证病人的安全性。安慰剂的使用应根据治疗性试验的具体情况和要求使用。

(3)研究的场所。临床研究基本上是在医院范围内进行,但是当涉及病因或危险因素的致病效应、疾病的早期诊断,以及疾病的早期治疗或一、二级预防时,则要面向社区,筛选具有临床前期或仅有早期轻微临床表现而尚能照常工作的患病群体进行研究。这种包括院内与院外患者的综合性群体研究,是临床流行病学的研究特点。这也是临床医学研究在今后的必经之途。

(4)医德。按照世界医学协会关于人体临床试验的赫尔辛基宣言要求,凡是以人体为研究对象的临床研究,所使用的试验药品或措施,都必须具有充分的科学依据,要安全、有效,保证无损于病人的利益。对于接受试验的患者,要明确地解释接受治疗或试验措施的目的、意义、可能发生的副作用。坚持自愿的原则,要尊重病人的人格,不能欺骗研究对象。如果接受试验,要签署知情同意书,以防日后发生争议。即使在试验进程中,患者亦有退出的权利。因此,任何涉及以病人为对象的临床试验,在正式立题研究的时候,要高度注意医德问题,必须首先向有关伦理委员会申请,接受伦理委员会的审查,通过后方可进行研究。

(康德英 刘晓清)

第三章
临床研究设计的基本要求

学习目标

1. 掌握 临床研究设计中随机、对照、盲法、重复原则；临床研究中的伦理学原则；临床研究中偏倚的类型及控制方法。
2. 熟悉 各种随机化方法；对照的种类及主要特点。
3. 了解 在临床研究中设置对照的意义；不同盲法的优缺点；临床研究的伦理学基础。

重点和难点内容

一、随机化原则

（一）概述

1. 随机抽样 是在抽样过程中，采用随机化方法，使总体中所有对象都有同等的机会被抽中进入样本。随机抽样的目的是保证样本的代表性，避免发生选择偏倚。

2. 随机分组 是指将研究对象以同等的机会分配进入试验组或对照组。通过随机分组，可以提高组间均衡性，减少非研究因素的干扰，控制混杂偏倚；可以避免来自研究者分配研究对象时可能产生的选择偏倚，确保研究结果的真实性。

（二）随机化方法

1. 简单随机法 是指采用抽签、掷硬币法或随机数来进行随机化。在临床研究中常用随机数进行抽样或分组。

2. 分层随机法 包括分层随机抽样和分层随机分组。分层随机抽样可以保证各"层"都有一定研究对象进入样本，提高了样本的代表性。分层随机分组，可保证各"层"都有研究对象进入试验组或对照组，提高了组间的均衡性。

3. 区组随机法 主要用于随机分组。区组随机分组既可以使组间的人数相同又保证了随机化。

4. 系统随机抽样法 系统随机抽样简单易行。但是若总体各单位的排列顺序存在一定规律性或周期性，而该特征与研究结果有关联，以该方法进行抽样则可能出现较大的偏倚。

5. 整群随机法 是以现成的群体为单位进行抽样或分组。该法的优点是：节约人力、物力、方便、容易实施等。缺点是：样本含量相同的情况下，整群随机抽样的抽样误差大，整群随机分组的组间可比性差。

6. 多级抽样法 是一种从大到小、从高到低分阶段进行的抽样方法。适用于大规模研究。

（三）随机化过程中需注意的问题

1. 随机化要求分配序列应具有重复生成的能力。

2. 随机化分组时应做到随机分配隐匿，避免来自研究人员方面的选择偏倚。

3. 为确保试验的可靠性，研究中所用随机化方法、随机数等均应详细记录。

4. 半随机化法不是真正的随机化。

二、对照原则

（一）设置对照的意义

在临床研究中，除了干预措施的效应外，还有很多因素可能影响临床结局：①不能预知的结局；②霍桑效应；③安慰剂效应；④向均数回归；⑤潜在未知因素的影响。因此，设立合理的对照可消除非处理因素的干扰，鉴别试验效应与非试验效应。

（二）对照的种类

1. 按照研究的设计方案分类

（1）同期随机对照：按严格的随机化方法将研究对象同期分配到试验组和对照组。

（2）非随机同期对照：有同期对照，但试验组与对照组未严格按随机化原则进行分组。

（3）自身对照：将一组研究对象分为前后两个阶段，分别施加不同的干预措施，然后比较两个阶段的两种处理效应的差异。

（4）交叉对照：将两组研究对象分两个阶段进行试验。第一阶段，一组接受 A 措施，另一组接受 B 措施，间隔一段洗脱期后，在第二阶段，两组接受的措施互换，然后对比 A、B 两种措施的效果。

（5）配对对照：将可能对研究结果产生影响的混杂因素作为匹配条件，为每一个试验对象选配一个或多个对照。

（6）历史对照：试验中仅设试验组接受新干预措施，并与过去采用的旧干预措施进行比较。

2. 按照对照组的处理措施分类

目前使用的对照措施有：有效对照（标准疗法对照、阳性对照）、空白对照、安慰剂对照等。有效对照是临床治疗性研究中最常用的对照方法。

三、盲法原则

盲法就是在临床研究中，让研究对象和（或）研究人员无法知晓哪些人接受的是处理措施，哪些人接受的是对照措施。根据"盲"的对象不同，一般可将盲法分为单盲、双盲、三盲等类型。盲法的目的是控制信息偏倚。

四、重复原则

重复是指研究的各组（如试验组与对照组）应有一定数量的结果重复或重现。样本量估计是重复原则的一种体现形式。临床研究中估计样本含量大小时要考虑研究目的、研究设计、效应量、检验水准、把握度、单双侧检验、允许误差的大小等多方面因素的影响。

五、临床研究的伦理学基础

临床研究中的伦理学原则包括：尊重原则（具体包括：知情、自愿、保密）、受益原则、公正原则。

六、临床研究中的偏倚及控制

偏倚是指因研究设计、测量、资料分析及结果解释等临床研究各个环节中所发生的系列错误，导致研究结果系统性偏离真实值的情况。偏倚属于系统误差。按其产生的原因可分为选择偏倚、信息偏倚、混杂偏倚三类。在临床研究中应严格控制偏倚以保证研究结果的真实性。

习题

一、名词解释

1. 随机抽样
2. 随机分组
3. 随机化分配的隐匿
4. 盲法试验
5. 知情原则
6. 偏倚

二、选择题

【A1 型题】

1. 关于随机抽样的叙述，下列**错误**的是（　　　）
   A. 系统随机抽样方法简便易行
   B. 整群随机抽样较为实际可行
   C. 分层随机抽样的样本代表性好
   D. 简单随机抽样的抽样误差最小
   E. 多级抽样适用于大规模研究

2. 临床上的"双盲"是指（　　　）
   A. 试验组接受新药，对照组接受安慰剂
   B. 试验执行者和受试对象均不知道分组情况和接受的措施情况
   C. 试验组和对照组都不知道研究者的身份
   D. 受试对象既不知道所属组别，也不知道接受的措施情况
   E. 研究者既不知道分组情况，也不知道接受的措施情况

3. 关于匹配，下列说法正确的是（　　　）
   A. 通过匹配可以控制信息偏倚
   B. 所选择的匹配因素越多越好
   C. 匹配的主要目的是控制混杂因素
   D. 研究因素与非研究因素均可作为匹配条件
   E. 对所研究疾病有影响的所有非研究因素均可列为匹配条件

4. 产生选择偏倚的主要原因是（　　　）
   A. 不设对照
   B. 没有进行匹配
   C. 调查方法不统一
   D. 回忆不准确
   E. 样本缺乏代表性

5. 受试对象知道所属的组别和给予的干预措施情况,易发生(　　)

    A. 选择偏倚　　　　　　　　　　B. 信息偏倚

    C. 混杂偏倚　　　　　　　　　　D. 选择偏倚和混杂偏倚

    E. 信息偏倚和混杂偏倚

【A2 型题】

6. 选择 200 名 6 岁儿童进行某传染病的免疫接种试验,在 2 年的观察期间,90% 的接种者未发生该传染病。下列说法正确的是(　　)

    A. 该疫苗有效,因为有 90% 的儿童未发生该传染病

    B. 该疫苗无效,因为有 10% 的儿童发生该传染病

    C. 不能下结论,因为未设对照组

    D. 不能下结论,因为未进行统计学检验

    E. 不能下结论,因为研究对象不够多

7. 为探讨某药治疗糖尿病的效果,先将患者随机分为 A 组和 B 组。试验的第一阶段 A 组接受该药治疗,B 组接受安慰剂,观察两组的疗效,此阶段结束后,两组患者均进入洗脱期。之后的一个阶段,A 组改为接受安慰剂,B 组接受该药物。这种对照称为(　　)

    A. 有效对照　　　　B. 自身对照　　　　C. 历史性对照

    D. 交叉对照　　　　E. 空白对照

8. 某学者对 120 名某恶性肿瘤患者采用手术加放疗,其疗效与 4 年前只采用手术治疗的同类肿瘤患者效果进行比较,该研究对照类型为(　　)

    A. 随机对照　　　　B. 自身对照　　　　C. 交叉对照

    D. 历史对照　　　　E. 空白对照

9. 某社区研究某药物预防哮喘的作用,试验组用该药物,对照组用无任何作用但外观与试验药物一致的糖丸,该对照类型属于(　　)

    A. 有效对照　　　　B. 空白对照　　　　C. 安慰剂对照

    D. 标准对照　　　　E. 历史对照

10. 在一项饮酒与食管癌关系的研究中,如果对照组的女性比例显著高于病例组,则很可能产生的偏倚是(　　)

    A. 失访偏倚　　　　B. 混杂偏倚　　　　C. 信息偏倚

    D. 回忆偏倚　　　　E. 选择偏倚

11. 在研究吸烟和心肌梗死发病关系的病例对照研究中时,考虑到年龄可能是混杂因素,在设计阶段可以采用哪种方法控制?(　　)

    A. 盲法　　　　　　B. 随机分组　　　　C. 随机抽样

    D. 匹配　　　　　　E. 标准化

【B 型题】

(12 ~ 14 题共用备选答案)

    A. 新发病例　　　　B. 现患病例　　　　C. 匹配

    D. 分层分析　　　　E. 盲法

12. 为控制混杂偏倚,在资料分析时可以考虑用(　　)

13. 病例对照研究中,为减少选择偏倚,在选择研究对象时尽量用(　　)

14. 在临床试验中,为控制信息偏倚应考虑用(　　)

（15 ～ 18 题共用备选答案）

    A. 保证样本的代表性

    B. 保证两组数量相等

    C. 控制研究对象心理因素对结果的影响

    D. 使各组间具有可比性

    E. 可避免来自研究者与研究对象两方面造成的信息偏倚

15. 双盲的目的在于（　　　）

16. 随机分组的目在于（　　　）

17. 在临床试验中使用安慰剂的目的在于（　　　）

18. 随机化抽样的目的在于（　　　）

三、简答题

1. 在临床研究中,随机化的目的是什么？常用的随机化方法有哪些？

2. 在临床研究中,设置对照组的目的是什么？

3. 随机分配方案的隐匿与盲法有何不同？

4. 在临床研究伦理学要求中,如何理解受益原则？

5. 什么是混杂偏倚？如何控制？

参考答案

一、名词解释

1. 随机抽样:是在抽样过程中,采用随机化方法,使总体中所有对象都有同等的机会被抽中进入研究样本。

2. 随机分组:是指将研究对象以同等的机会分配进入试验组或对照组。

3. 随机化分配的隐匿:随机化分组时,必须对随机化方案进行保密,该过程称为随机化分配的隐匿。

4. 盲法试验:是指临床研究过程中,指标的观测、数据的收集和结论的形成等均在不知晓研究对象（或受试对象）所在的组别以及不知晓所接受的是何种措施的前提下进行。

5. 知情原则:研究者应向研究对象阐明研究的目的、方法、实施过程、经费来源及研究可能带来的利弊风险,让研究对象有充分的时间了解加入研究项目对其自身的意义和价值所在,以便做出理性的决定。

6. 偏倚:是指因研究设计、测量、资料分析及结果解释等临床研究各个环节中所发生的系列错误,导致研究结果系统性偏离真实值的情况。

二、选择题

【A1 型题】

1. D　　2. B　　3. C　　4. E　　5. B

【A2 型题】

6. C　　7. D　　8. D　　9. C　　10. B　　11. D

【B 型题】

12. D　　13. A　　14. E　　15. E　　16. D　　17. C　　18. A

三、简答题

1. 答:在临床研究中,随机化主要应用在抽样和分组两个环节,随机化抽样可以提高样本的代表性,控制选择偏倚。随机化分组可以避免来自于分组人员的选择偏倚;可提高组间的均衡性,减少非研究因素的干扰,控制混杂偏倚,确保了研究结果的真实性;随机分配结合盲法使用,可以使研究结果更加客观,大大提高研究结果的准确性。

常用的随机化方法有:简单随机法、分层随机法、区组随机法、系统随机抽样法、整群随机法、多级抽样法等。

2. 答:在临床研究中,除了干预措施(处理因素)的效应外,还有很多因素可能影响临床结局:①不能预知的结局;②霍桑效应;③安慰剂效应;④向均数回归;⑤潜在未知因素的影响。因此,在临床研究中设立对照的目的是消除非处理因素的干扰,鉴别试验性与非试验性效应。

3. 答:随机分配方案的隐匿是为了避免研究者对受试对象分组时产生的选择偏倚,在任何随机对照试验中都能实施。盲法就是让研究对象和(或)研究者无法知晓哪些人接受处理措施,哪些人接受对照措施,一般可分为单盲、双盲、三盲等类型。盲法主要目的是避免干预措施实施过程中和结果评价时来自研究对象和研究者的信息偏倚,并不是任何随机对照试验都能实施的。

4. 答:受益原则主要体现在两个方面:一是在研究过程中,应尽量保证受试者获益最大化、风险最小化。如尽量避免侵入性操作,抽血量降至最低。医务人员应密切观察研究对象的病情变化,一旦发现潜在风险大于可能的受益或已经得出预期结果,应立即终止试验。二是研究得出确切结论后,应确保每个参加试验的患者能够利用研究所证实的最好的预防、诊断和治疗方法。如在疗效研究中,一旦证实试验组所用的新药疗效优于常规药物,则在试验结束后应该让对照组患者也使用新药。

5. 答:混杂偏倚是指由于有一个或多个潜在外部因素的存在,夸大或掩盖了研究因素与结局之间的真实联系,使研究结果系统性偏离真实结果的情况。

控制混杂偏倚主要从研究设计与资料分析两方面考虑。设计阶段可以采用随机化分组、匹配、限制等方式;资料分析阶段的控制措施有分层分析、标准化法、多因素分析等。

(张凤英)

第四章
临床研究的常用设计方案

学习目标

1. 掌握　随机对照试验、队列研究、病例对照研究、横断面研究的概念、设计方案、注意事项及其在临床中的应用,以及病例分析的概念。

2. 熟悉　临床研究常用设计方案的分类;交叉试验、自身前后对照试验的概念、设计模式及特点。队列研究暴露组与非暴露组的选择方法,RR 值计算方法和意义,暴露与疾病的关联分析;病例对照研究资料的来源与收集方法;横断面研究的抽样方法;以及上述研究方案的实施、应用范围和优缺点。

3. 了解　其他对照试验的特点、性质及意义;各类研究样本含量的估计方法;资料整理和分析的统计学方法。

重点和难点内容

一、随机对照试验

1. 重点　随机对照试验的定义、用途、原则及优缺点。熟悉随机对照试验的设计方案,理解其中的原理和注意事项。

2. 难点　随机对照试验的四个原则的原理、概念、分类。

二、随机对照试验的一些特例

1. 重点　交叉试验和自身前后对照试验的模式图、概念及优缺点。

2. 难点　交叉试验和自身前后对照试验的异同点。大型随机对照试验的概念,原理、用途及优缺点。

三、其他类型的对照试验

1. 重点　了解不同对照试验之间的差异,熟悉它们的特点和原理。

2. 难点　单臂研究优缺点以及在实际中的运用。

四、队列研究

(一) 概述

队列研究是将一群(组)研究对象(队列)按是否暴露(exposure)于某研究因素分为暴露组与非暴露组(对照组),随访观察适当长的时间,比较两组之间所研究疾病(或事件)的发病率(或发生率)或死亡率差异,从而判断这个(些)暴露因素与疾病之间有无关联及关联大小的一种观察性研究方法。

队列研究的特点包括:(1) 属于观察性研究;(2) 大部分属于前瞻性研究;(3) 研究对象按是否暴露于所研究的因素分组;(4) 由"因"推"果"。

(二) 设计模式

队列研究按其研究时间的起止点(时序),又可分为三种设计模式:前瞻性队列研究、回顾性队列研究和双向队列研究。

(三) 实施方案

1. 研究对象的选择　由于大多队列研究的随访时间较长,因此研究现场必须有足够的人口数量,人口相对稳定,有较好的医疗条件,交通便利,便于随访。观察人群确定后,将其中暴露于所研究因素的对象作为暴露组,其余即为非暴露组(如:不吸烟者)。但非暴露组人群与暴露组要有可比性。

2. 样本量的估计　估计样本含量之前,必须确定有关参数。包括:非暴露人群或全人群中被研究疾病的发病率(P_0);暴露人群中的发病率(P_1);显著性水平(α 值);把握度($1-\beta$)。然后采用查表法与公式法等估计样本量。在计算样本量时一般按 10% ~ 20% 估计失访率,所以应在原估计样本量的基础上加 10% 以上作为实际样本量。

3. 资料的收集与随访　队列人群确定后,应全面收集每个研究对象在研究开始时的基线资料,这些资料是区分暴露组和非暴露组、判定研究结局的重要依据。资料收集的方法包括:①调查询问;②查阅现成记录;③体格检查和实验室检查;④环境调查和检测等。

暴露因素确定后,结局事件的发生往往需要一定的时间,在这个过程中,就必须对研究对象进行随访。并要根据研究目的和病种确定随访间隔时间和终止时间。队列研究观察时间较长,在随访过程中应加强质量控制,以保证研究结果的可靠性和准确性。

(四) 资料的整理与分析

队列研究资料主要是计算暴露组和非暴露组的发病率或死亡率,检验其差异的显著性,分析暴露因素与发病或死亡之间是否有联系。如存在联系则进一步计算相对危险度等指标,分析联系的强度。

1. 率的计算　队列研究计算的发病概率与普通发病率不同,根据队列人群的数量、稳定程度、发病强度和观察时间的不同,可以计算累积发病率、发病密度等指标。

2. 联系强度的估计　当统计学检验提示暴露与疾病具有显著的统计学联系时,应进一步计算联系的强度。常用的指标有以下几种:

①相对危险度(RR),是暴露组发病(或死亡)率(I_e)与非暴露组发病(或死亡)率(I_0)的比值。它表明暴露组发病或死亡的危险性为非暴露组的倍数。在队列研究中 RR 值是反映暴露与疾病联系强度的重要指标之一,反映了暴露于某因素所致的发病(或死亡)率是不暴露者的倍数,具有病因学意义。$RR<1$ 说明暴露因素是疾病的保护因素,$RR>1$ 说明暴露因素是疾病的危险因素,$RR=1$ 说明暴露因素与疾病无联系。

②归因危险度(AR):是指暴露组的发病率或死亡率(I_e)与非暴露组的发病率或死亡率(I_o)之差。

③归因危险度百分比($AR\%$):表示暴露者中由暴露所致的发病率或死亡率(I_e-I_o)占暴露者发病率或死亡率(I_e)的百分比。

④人群归因危险度(PAR):表示整个人群中,暴露因素所引起的发病率增高的部分,又称为病因分值。

⑤人群归因危险度百分比($PAR\%$):表示人群中由于暴露所致的发病率或死亡率占人群总发病率或死亡率的百分比。

(五) 应用范围

(1) 检验病因假设;(2) 评价预防效果;(3) 研究疾病自然史;(4) 新药上市后监测。

(六) 优缺点

1. 优点　验证病因与疾病之间的因果关系论证强度高;可以直接计算暴露组和对照组的发病率或死亡率,获得 RR、AR 等指标;可以了解疾病的自然史等。

2. 缺点　所需研究时间长,样本量大,人力物力投入大,容易产生失访偏倚。

五、病例对照研究

(一) 概述

病例对照研究是选择一组患有所研究疾病的人作为病例组,选择一组不患有所研究疾病的人作为对照组,调查这两组人对某个(些)因素的既往暴露情况,比较两组间暴露率或暴露水平的差异,以判断该疾病与这个(些)因素的关系。又称为回顾性研究。

其特点主要包括:(1) 按发病与否分成病例组与对照组;(2) 调查的暴露情况是由研究对象从现在对过去的回顾;(3) 由"果"推"因";(4) 只能通过两组暴露率的比较来分析暴露与疾病是否有关联。

(二) 设计模式

1. 成组病例对照研究　在设计时对病例组和对照组人群在数量上没有严格的配比关系,对照组人群数量可等于、多于或少于病例组人数。

2. 配对病例对照研究　要求对照组在某些因素或特性上与病例组保持相同,形成匹配关系,而且数量上也要是配比关系,如 1∶1 或 1∶2 等。

3. 巢式病例对照研究　首先设计一项队列研究,收集基线资料,采集所研究生物学标志物的组织或体液标本储存备用,继之随访至能满足病例对照研究样本量的病例数为止。将这些病例作为病例组,按病例进入队列的时间与性别、年龄等配比条件,从同一队列中选择 1 个或数个非病例作对照,抽取病例与对照的基线资料并检测收集的标本,资料按病例对照研究的分析方法进行统计分析和因果推论。是队列研究和病例对照研究的结合。

(三) 实施方案

1. 研究对象的选择　研究对象选择的原则有二:①具有代表性:病例组应能代表目标人群中患该病的总体;对照组能代表目标人群中未患该病的总体;②具有可比性:病例组与对照组在年龄、性别、居住地、社会经济文化等主要特征方面应可比。

病例组的诊断必须正确可靠;被选择的病例,应具有暴露于调查(研究)因素的可能性;应纳入新病例作为研究对象,以减少回忆偏倚等。对照组必须确实排除患有所研究的疾病,否则,也会出现错误分类;其次,"对照组"的研究对象也应具有暴露于被研究因素之可能性,并应与"病例组"同源(医院、社区等)。

2. 病例组与对照组的比较方式

（1）成组法：按和病例可比的原则，选择一定数量的对照。对照与病例的数量不需成严格的比例关系。此法较配比法易于实施，但不易控制混杂因素；

（2）配对法：每一个病例选择一个或几个对照，使病例与对照配成对，而对照在某些重要特征（如年龄、性别等）方面应与其相配的病例相同或基本相同。通过配对，可使病例组与对照组有可比性，较好地控制混杂因素。病例与对照的比例，一般为1：1，也可1：2，但不超过1：4。配比的因素不应过多，否则容易发生"配比过度"。

3. 样本量的估计　开展病例对照研究时，样本量的估算需要预先掌握4种参数，包括病例组和对照组各自研究对象对被研究因素的暴露率；预期优势比（OR）；容许误差的 α 值和 β 值。病例组和对照组样本含量相等时统计效率最高。

4. 资料的收集　资料主要来源于设计良好的调查问卷，如果医院病例记录、疾病登记报告等能够满足研究所需，也可从中摘录，对调查表进行补充。主要通过询问调查、查阅病历等方法收集资料，最常用的是访谈、信访及电话调查等，还可以通过查阅资料来收集。调查表设计的基本原则包括：①调查的项目要全而精；②每个项目都要有明确的定义；③所调查的每个因素要有量化标准；④项目中的问题要易懂，尽量口语化等。

（四）资料的整理与分析

首先要检验病例组与对照组是否具有均衡性，即在研究因素以外的其他主要特征方面有否可比性。然后对所研究的暴露因素进行逐项整理统计，计算 OR 值和其他指标；若存在混杂因素则应分层分析，涉及多因素者则需进行多因素分析。

病例对照研究计算的是两组暴露率之间的比值，也称为优势比（OR）。OR 值表示暴露者患某种疾病的危险性较无暴露者高的程度。当 OR 值大于 1 时，说明暴露因素与该疾病呈正相关；OR 值小于 1 时，说明研究因素与该疾病呈负相关；当 OR 值等于 1 或接近于 1 时，说明暴露因素与患病之间无联系。

（五）应用范围

（1）探索病因和危险因素；（2）评价筛检试验效果；（3）评价干预和治疗效果；（4）研究药物的不良反应。

（六）优缺点

1. 优点　所需样本量小，工作量小，人力物力也较少，因此易于进行，出结果快，可以对一种疾病的多种病因进行探讨。

2. 缺点　容易受到回忆偏倚的影响，合理的对照选择又较困难，偏倚可能较大，论证强度不高。

六、横断面研究

（一）概述

横断面研究是指某一时点（或期间）内对某一特定人群中的疾病（或事件）患病（或发生）状况及其影响因素（暴露）进行的调查分析。由于在短的时间内，如一天、一周或一个月，且调查的是患病频率，因此又称现况研究。

其主要特点是在设计阶段一般不设立对照组；调查的时间是某一特定时间点或时间段；在确定因果联系时受到限制，大多仅能提供病因线索。

（二）设计模式

横断面研究按研究对象选择的不同方式分成两种类型：普查与抽样调查。

1. 普查　是指在特定时间对特定范围内的全体成员（总体）进行的全面调查。该种调查方式代表性较好，但相对费时费力，质量控制较难。

2. 抽样调查　简称抽查，是指在特定时间对特定范围内的全体成员（总体）中抽取的具有代表性的部分人群进行的调查。抽样的基本原则是随机抽样，常用的随机抽样方法包括：①单纯随机抽样；②整群抽样；③分层抽样；④系统抽样；⑤多阶段抽样。

在实际的调查工作中，普查与抽查往往是相对的，如整群抽样时，在被抽中的基层单位内实际上是进行了普查，但在总体看来却是抽查。在规模较大的横断面调查中，各种抽样方法常常结合运用。

（三）实施方案

1. 研究对象的选择　要根据研究目的对调查对象的特点范围进行明确的规定，同时还要结合实际情况考虑在目标人群中开展普查或抽样调查的可行性。

2. 样本量的估计　样本的大小与抽样的方法有关。预期的患病率（P）或感染率高，样本量则可以小一些；要求的精确度高，则样本量大。精确度又与容许误差（d）和显著性水平（α）有关。其样本量的大小可以用公式进行计算。

3. 资料的收集　主要包括个人基本情况、人口学资料、生活习惯、环境资料等。一般可从临床和实验室检查、调查询问和常规资料记录中获得。

（四）资料的整理与分析

在进行资料的整理和分析时，要根据不同的研究目的，选用不同的指标。除暴露因素外，对疾病或事件的频率描述，常见的有：患病率、抗体阳性率、抗原或病毒携带率、疾病诊治率、疫苗接种率、伤残率等。

（五）应用范围

（1）描述疾病的分布；（2）提出病因线索；（3）确定高危人群；（4）评价防治效果；（5）医疗卫生服务的需求与质量评价。

（六）优缺点

1. 优点　容易实施，一次研究可观察多种疾病（事件）的患病状况及多种相关的可能影响因素。

2. 缺点　一次横断面调查无法获得发病率或死亡率，难以确定暴露与疾病之间的因果关系。

七、病例分析

（一）概述

病例分析是对现有的临床资料进行归纳、分析并得出结论，或对某些临床新出现的疾病病因或表现特征进行描述、分析、总结的一类研究。主要包括个案病例报告和系列病例分析等。

其特点是主要通过观察、收集和分析相关病例数据，归纳和总结研究对象的特征。由于不设立对照组，仅能提供因素与事件之间的因果联系线索，但可为后续分析性研究打下基础。

（二）设计模式

1. 个案病例报告　是对单个或少数几个病例的个人基本信息、临床和流行病学特征的描述、分析和总结。尤其在罕见和新发疾病的报道中最为有用，常常为新出现的疾病或药物副作用等提供第一手资料。

2. 系列病例分析　是对一系列或一组病例的人口学特征、临床和流行病学特征的描述、分析和总结。

(三) 实施方案

实施病例分析时,首先是要根据临床观察和资料报道提出拟分析的问题,进一步查阅、了解与该问题相关的文献,阅读相关的病历记录,制订调查和随访内容,然后确定病例范围和研究期限,明确纳入和排除标准,以保证结论的可靠性。

(四) 资料的整理与分析

结果分析中,计数资料常采用率表示,计量资料则用均数 ± 标准差表示。并以 95% 的可信区间来表示结果的可信度。

(五) 应用范围

病例分析在临床上应用较为广泛,几乎可以应用到临床的各个方面。如描述罕见或新发现疾病的临床特征、诊治方法和预后,描述新的手术方式和医疗革新,描述危及患者生命、少见的药物副作用,报告医疗事故、差错和经验教训,总结临床治疗和护理经验等。

(六) 优缺点

病例分析容易实施,节省人力物力,短期易出结果,常常是很多临床分析性研究和实验性研究的基础。但因缺乏对照组,大多情况下研究结果的说服力不强。

习题

一、名词解释

1. 随机对照试验
2. 双盲试验
3. 意向性分析
4. 大型随机对照试验
5. 单臂研究
6. 前瞻性队列研究
7. 累积发病率
8. 相对危险度
9. 归因危险度
10. 优势比
11. 病例对照研究
12. 配比过度
13. 分层抽样
14. 整群抽样
15. 病例报告

二、选择题

【A1 型题】

1. 下列**不是**随机对照试验的原则是（　　　）
   A. 对照原则　　　　　　　　B. 重复原则　　　　　　　　C. 样本量大原则
   D. 随机化原则　　　　　　　E. 盲法原则

2. 随机对照试验中研究对象的入选标准**不包括**（　　　）
   A. 选用公认合理的入选和排除标准　　　　B. 选择对干预措施有反应且可获益的人群

C. 选择能完成试验的人群　　　　　　D. 选择干预对其无害的人群　　（　　　）

E. 选择孕妇和病情严重的人群

3. 随机对照试验设计中影响样本量主要因素**不包括**（　　　）

A. 干预措施的效应大小　　　　　　　B. 单侧检验或双侧检验

C. 第 I 型（α）错误出现的概率　　　D. 检验效能或把握度（$1-\beta$）

E. 该试验的临床意义

4. 众所周知,试卷的批阅是不记名,随机分配给每个老师批阅,这种思想类似于流行病中哪类思想?（　　　）

A. 盲法　　　　　　　B. 对照　　　　　　　C. 重复

D. 开放　　　　　　　E. 增加样本量

5. 下列**不是**随机对照试验的优点是（　　　）

A. 简单方便　　　　　　　　　　　　B. 易操作

C. 所有对象分组几率相等　　　　　　D. 适合小样本分组

E. 可比性强

6. 下列**不属于**随机对照试验在临床中的应用的是（　　　）

A. 药物上市前的疗效研究　　　　　　B. 对当前临床治疗方案进行评价

C. 药物上市后再评价及卫生技术评估　D. 研究人群中的发病率

E. 评价两种药物的优劣

7. 下列关于随机对照试验说法正确的是（　　　）

A. 试验对象可以根据主观意愿选取

B. 可以让参加试验的对象知道自己分到哪一组:试验组还是对照组

C. 随机对照试验中包括试验组和对照组

D. 对于对照组任其自然最科学

E. 应该更加重视试验组的研究对象的表现

8. 下列说法正确的是（　　　）

A. 在随机对照试验中安慰剂对结果没有影响,所以不必使用安慰剂

B. 在随机对照试验中,可进行无对照试验组的试验

C. 随机分组时应该根据研究对象的意愿进行分组

D. 为了对一些现象进行合理的分析,有时需要利用随机对照试验

E. 随机对照试验是论证强度最高的方法

9. 某患者参加随机对照试验过程中病情加重,下列说法正确的是（　　　）

A. 任其病情加重

B. 立即停止试验

C. 观察一段时间,根据具体情况考虑是否继续进行试验

D. 立即进行抢救

E. 考虑其疾病的类别,如果是绝症就任其自然

10. 某医生为了研究哪种药物对病人有效,下列正确的做法是（　　　）

A. 无视病情,让患者尝试所有的药物

B. 征求病人同意后进行试验

C. 根据药物的利润决定药物的使用频率

D. 根据自己的爱好决定药物的使用

E. 根据病人的喜好开处方

11. 下列是单臂研究的优点是（　　　）

A. 可比性好

B. 结果真实性好

C. 只适用于病例非常多见且疗效相当显著的药物

D. 适用于基于伦理不适合设置空白对照

E. 实施麻烦，操作困难

12. 出现下列情况之一者选用 Fisher 确切概率法（　　　）

A. 样本含量 > 40　　　　　　　　　　　B. 理论频数 $T > 1$

C. χ^2 检验后所得概率 P 接近检验水准 α　　D. 样本量 > 50

E. 发病率很小

13. 关于随机对照试验，下列说法**错误**的是（　　　）

A. 在人群中进行　　　　　　　　　　　B. 前瞻性研究

C. 可以严格控制试验条件　　　　　　　D. 研究对象随机分组

E. 评价干预措施效果

14. 下列关于交叉试验说法正确的是（　　　）

A. 是一种前瞻性研究　　　　　　　　　B. 不需要对照

C. 研究对象同时服用多种药物　　　　　D. 不需要经历洗脱期

E. 不需要盲法

15. 下列哪一项是自身前后对照试验的优点（　　　）

A. 可以实现试验措施的标准化　　　　　B. 适用于慢性、复发且不能自限自愈的疾病

C. 试验洗脱期时间长短可以把握　　　　D. 增加了自愿者偏倚和研究人员意愿偏倚

E. 排除时间因素的影响

16. 队列研究的优点是（　　　）

A. 省时、省力　　　　　　　　　　　　B. 不易发生随访偏倚

C. 控制混杂因子的作用易实现　　　　　D. 较直接地验证病因与疾病的因果关系

E. 研究的结果能代表全人群

17. 用人年为单位计算的率为（　　　）

A. 发病率　　　　　　B. 发病密度　　　　　　C. 病死率

D. 现患率　　　　　　E. 死亡率

18. 队列研究的调查对象应选择（　　　）

A. 在有病者中选择有、无某种暴露因素的两个组

B. 在无病者中选择有、无某种暴露因素的两个组

C. 在有病者中选择有某种暴露因素的为一组，在无该病者中选择无某种暴露因素的为另一组

D. 在无该病者中选择有某种暴露因素的为一组，在有该病者中选择无某种暴露因素的为另一组

E. 任选有无暴露的两个组

19. 下列哪一种研究设计符合由"因"到"果"的研究过程（　　　）

　　A. 横断面研究　　　　　　B. 队列研究　　　　　　　C. 病例对照研究

　　D. 生态学研究　　　　　　E. 病例分析

20. 在吸烟与肺癌的病例对照研究中,如果对照组中选入过多的慢性支气管炎病人,可能会(　　　)

　　A. 高估 RR 值　　　　　　B. 高估 OR 值　　　　　　C. 低估 RR 值

　　D. 低估 OR 值　　　　　　E. 对结果影响不大

21. 假如某因素与某病关系的病例对照研究结果的 OR 值为 0.3($P < 0.01$),最可能的解释是(　　　)

　　A. 该因素与该病无关联

　　B. 该因素可能是该病的保护因素

　　C. 该因素可能是该病的致病因素

　　D. 该因素可能是该病的致病因素,但作用不大

　　E. 该因素不是该病的致病因素

22. 病例对照研究的缺点是(　　　)

　　A. 不适于研究发病率低的疾病

　　B. 选择合适的病例与对照困难

　　C. 不能判定某因素与疾病的可能因果关系

　　D. 很难避免回忆偏倚的发生

　　E. 不适于对一种疾病的多种病因进行同时研究

23. 在估计病例对照研究的样本含量时,**不需要**(　　　)

　　A. 对照组暴露率　　　　　　B. OR 值　　　　　　　C. α 值

　　D. β 值　　　　　　　　E. χ^2 值

24. 在探索年轻女性阴道腺癌发病危险因素的配对病例对照研究中,选择匹配的条件应包括(　　　)

　　A. 患者母亲年龄　　　　　　　　　　　B. 患者母亲孕期阴道出血史

　　C. 患者母亲孕期照过 X 线　　　　　　D. 患者母亲孕期用药情况

　　E. 阴道腺癌患者的出生时间

25. 以下**不属于**病例对照研究特点的是(　　　)

　　A. 是在疾病发生后进行的

　　B. 研究对象是按有无患有所研究的疾病分成病例组和对照组

　　C. 所研究因素的暴露情况常常是通过研究对象的回忆获得的

　　D. 可通过两组间患病率的比值计算 OR 值

　　E. 从因果关系的角度看,该研究属于"由果推因"的研究方法

26. 反映某地区某一时点或期间疾病分布的特点,使用的指标主要是患病率,该研究为(　　　)

　　A. 横断面研究　　　　　　B. 病例对照研究　　　　　　C. 队列研究

　　D. 类实验研究　　　　　　E. 分析性研究

27. 对某病进行普查,以下**不是**普查目的的是(　　　)

　　A. 为病因研究提供线索　　　　　　　B. 了解疾病自然史

　　C. 了解疾病的分布　　　　　　　　　D. 了解人群的健康水平

　　E. 早期发现病例

28. 某地一项有关糖尿病的横断面研究表明:40 岁组男性糖尿病者占 15%,女性占 18%,因此,该年龄组男性患糖尿病危险性较女性小。该结论(   )

　　A. 正确

　　B. 不正确,因为没区分发病率和患病率

　　C. 不正确,因为未把率的差异做统计学比较

　　D. 不正确,因为没有考虑到可能存在的队列的影响

　　E. 不正确,因为无对照组

29. 如果需要了解某地人群高血压的患病情况,可采用(   )

　　A. 病例分析　　　　　　　　B. 随机对照试验　　　　　　C. 横断面研究

　　D. 前瞻性研究　　　　　　　E. 回顾性研究

30. 有关病例分析的说法正确的是(   )

　　A. 病例分析是一种前瞻性研究

　　B. 病例分析需要设立对照组

　　C. 病例分析常常是临床分析性研究和试验性研究的基础

　　D. 抽样调查是病例分析的常用方法

　　E. 病例分析可以评价公共卫生措施的效果

【A2 型题】

31. 著名的法国科学家巴斯德给一位 9 岁的男孩注射了狂犬病疫苗,这名男孩前两天被一头狂犬严重咬伤,在随后的 10 天内,巴斯德给这名男孩一共注射 12 次狂犬疫苗,几天后该男孩便回家了,巴斯德由此发现了狂犬疫苗对狂犬病的防治作用。请问巴斯德进行的试验类型属于(   )

　　A. 随机对照试验　　　　　　　　　　B. 前后自身对照试验

　　C. 交叉试验　　　　　　　　　　　　D. 病例对照试验

　　E. 单个患者的随机对照试验

32. 某两种药物在人群中的疗效差别不大,某学者想研究两者疗效在人群中的优劣性,进行大型多中心随机对照试验,下列**不是**大型随机对照试验的特点是(   )

　　A. 结果精确度、准确度高　　　　　　B. 有利于提高外部真实性

　　C. 耗费巨大　　　　　　　　　　　　D. 多为“简单试验”

　　E. 周期短,效果可在短期内观察

33. 17 世纪初期,长期在海上航行的水手经常患坏血病。英国海军部试图考察坏血病的起因。他们怀疑这是因为水手体内缺少柑橘类水果中的某种成分造成的。为了调查水手是否由于缺少柑橘类水果而导致坏血病,海军设计了一次试验,一艘军舰上的水兵每天喝柑橘,另外 3 艘军舰不供应柑橘。最终,找出水手患坏血症的原因是长期缺乏柑橘摄入。请问该案例中,英国海军军部用了什么样的方法来寻找坏血症的病因的? (   )

　　A. 随机对照试验　　　　　B. 交叉试验　　　　　　C. 历史对照试验

　　D. 病例对照研究　　　　　E. 队列研究

34. 某个医生为了进行药物疗效研究,选取了 A、B 两组分别作为对照组,另外招募两名医学生作为观察者,他们一个仅负责观察和记录数据,一个仅整理数据,病人在签署知情同意书后便按照医生的规定参加了试验,请问该试验中使用的盲法是属于(   )

　　A. 双盲　　　　　　　　　B. 单盲　　　　　　　　　C. 三盲

　　D. 开放　　　　　　　　　E. 多盲

35. 张三是多年高血压患者,多年服用高血压药,其家庭医生最近获悉几种新的高血药,为了了解哪一种药物对张三的血压有作用,请问你如果是张三的家庭医生,你会怎么做呢?(　　　)

　　　A. 进行单个患者的随机对照试验　　　　B. 进行自身前后对照试验

　　　C. 进行交叉试验　　　　　　　　　　　D. 进行历史对照试验

　　　E. 进行单臂研究

36. 某地为了了解新研制的流感气雾免疫制剂的效果,在本地随机确定 5000 人接种疫苗,另外 5000 人不接种该疫苗作为对照,经过一个流行期后,前者 50 人发病,后者 500 人发病,则该疫苗的效果指数为(　　　)

　　　A. 10%　　　　　　　B. 10　　　　　　　　C. 2.7%

　　　D. 90%　　　　　　　E. 50%

37. 某医院的张医生与某药厂的王经理是大学同学,关系非常好。某天,王某药厂生产了一批新药,想在张某医院推广,于是王某找到张某要求合作洽谈的事。张某念其同学之情和巨大的药物回扣便同意了。在明知药物疗效不明显的情况下,张某为了利益仍然继续使用该药物,最终导致许多病人病情加重甚至死亡,张某也因职务犯罪受到了法律严惩,从该案列,作为一名医学生,我们应该学到(　　　)

　　　A. 同学之情高于一切

　　　B. 在保证病人的生命安全的情况下还是可以冒险的

　　　C. 严于律己,把病人的生命作为第一位

　　　D. 为了科研,一些病人的牺牲是可以的

　　　E. 自己的决定就是正确的,不需要征求患者的意见

38. 某疾控中心新研发一批疫苗,经过三期试验后,想在人群接种。于是先抽选了几所小学的学生全部进行接种,得到某疫苗的保护率是 80%。请问该试验中采取了什么抽样方法?(　　　)

　　　A. 简单随机抽样　　　　B. 分层随机抽样　　　　C. 系统抽样

　　　D. 多重抽样　　　　　　E. 整群随机抽样

39. 一位医师选择了 100 名被诊断为新生儿黄疸的儿童和同期住院的 100 名非黄疸儿童,然后调查他们母亲的产科记录和分娩记录,以探索有关产前和围生期新生儿黄疸的危险因素。该研究属于(　　　)

　　　A. 横断面研究　　　　　B. 病例对照研究　　　　C. 队列研究

　　　D. 诊断试验　　　　　　E. 临床试验

40. 2000 年我国开展了一次全国结核病流行病学调查。该调查将全国各地区划分为东、中、西和京津沪地区,并按有无结核病控制专项项目分为项目地区和非项目地区,在上述各地区中按 1 : 3125 的比例,随机抽取 257 个调查点,每个点的人数约为 1500 人。调查发现,我国的活动性肺结核、涂阳(痰涂片阳性)肺结核和菌阳(痰培养)肺结核患病率分别为 367/10 万,122/10 万和 160/10 万,且农村高于城市,中西部地区高于东南沿海,非项目地区高于项目地区。该研究可以反映我国结核病的(　　　)

　　　A. 发病情况　　　　　　B. 患病情况　　　　　　C. 新发和再感染情况

　　　D. 感染谱　　　　　　　E. 地区分布不同的原因

41. 某年某社区开展为期一年的糖尿病普查,该社区年初人口数 9500 人,年末人口数 10 500 人。年初有糖尿病人 100 人,年末有糖尿病人 130 人,普查期间 10 名患者死于糖尿病并发症。 该社区普查当年的糖尿病患病率为(　　　)

A. 130/10 500　　　　　B. 130/10 000　　　　　C. 140/10 000

D. 140/10 500　　　　　E. 40/10 000

42. 美国某医院妇产科医师发现:1966—1969 年间其所在的医院共诊断了 7 例年轻女性阴道腺癌病例,这是一种罕见的女性生殖系统癌症,且多发生于 50 岁以上的妇女中。为查明发病危险因素,该名医师将 1969 年另一所医院发生的一例阴道腺癌的 20 岁患者也包括在内。这样 8 个病例,每个病例选 4 个未患该病者作对照,要求与病例在同等级病房中出生时间前后不超过 5 天的女婴作为对照候选人,优先选择与病例出生时间最近者为对照。对病例、对照以及她们的母亲进行调查。通过对 8 个病例与 32 个对照的研究得出以下结论:母亲在妊娠早期服用己烯雌酚使她们所生的女儿以后发生阴道腺癌的危险性明显增加。该研究采用的研究设计是(　　　)

A. 随机对照设计　　　　B. 交叉对照设计　　　　C. 前后对照设计

D. 配比对照设计　　　　E. 成组对照设计

【B 型题】

(43 ~ 45 题共用备选答案)

A. 比较①组 + ②组与③组 + ④组

B. 只比较②组和③组,而不分析①组和④组

C. 比较①组 + ③组和②组 + ④组

D. 只比较①组和④组,而不分析②组和③组

E. 比较①组 + ④组与②组 + ③组

在随机对照试验中,收集的资料往往是不完善的,如何分析需要根据需要来进行。在分析资料时往往出现下列情况:①未完成 A 治疗或改为 B 治疗者;②完成 A 治疗;③完成 B 治疗者;④未完成 B 治疗或改为 A 治疗者,请问:

43. 意向性分析属于(　　　)

44. 遵循研究方案分析属于(　　　)

45. 实际接受干预措施分析属于(　　　)

(46 ~ 49 题共用备选答案)

A. 在医院评价某种新药的疗效

B. 某两组研究对象在先后两个时段服用两种不同的药物

C. 对某个对象先后实施不同的试验处理措施

D. 多中心(单位)试验,数量几万甚至几十万,可在不同地点同步进行

E. 研究哪种药物对某个患者的作用

46. 随机对照试验的是(　　　)

47. 交叉试验的是(　　　)

48. 大型随机对照试验的是(　　　)

49. 单个患者的随机对照试验(　　　)

(50 ~ 53 题共用备选答案)

A. 治疗好转的例数 / 治疗的总例数 × 100%

B. 治愈人数 / 治疗的总例数 × 100%

C. 随访 5 年尚存活的病例数 / 随访 5 年的总病例数 × 100%

　　D. 对照组发病率／试验组发病率

　　E.（对照组发病率 - 试验组发病率）/ 对照组发病率 × 100%

50. 治愈率（　　　）

51. 效果指数（　　　）

52. 保护率（　　　）

53. 5 年生存率（　　　）

（54 ~ 57 题共用备选答案）

　　A. 研究对象对试验安排情况不知晓

　　B. 研究对象和观察者都对试验安排情况不知晓

　　C. 研究对象、观察者和资料收集处理人员都对试验安排情况不知晓

　　D. 参与试验的人员实验安排情况均知晓

　　E. 参与试验的人员试验安排情况均不知晓

54. 双盲设计的是（　　　）

55. 单盲实验设计的是（　　　）

56. 开放实验设计的是（　　　）

57. 三盲实验设计的是（　　　）

（58 ~ 61 题共用备选答案）

　　A. 由于死亡或者其他原因不能继续试验

　　B. 能完成试验但是不能按照规定要求完成试验

　　C. 由于纳入标准不合格导致选择的研究对象不符合试验要求

　　D. 能按照试验规定要求完成实验

　　E. 重复参加试验

58. 属于失访资料的是（　　　）

59. 不合格的资料是（　　　）

60. 依从性不好的资料是（　　　）

61. 数据质量高的资料是（　　　）

（62 ~ 66 题共用备选答案）

　　A. 利用抽签或者随机数字表等方法进行分组

　　B. 是指按照对试验效果影响较大的某种特征进行分层,再运用简单随机化方法进行分组

　　C. 可以将研究对象按条件相近的一组研究对象作为一个区组,然后应用简单随机分配方法进行分组

　　D. 先抽少量样本,根据其结果,再决定停止抽样或继续抽样、抽多少,这样下去,直至决定停止抽样为止

　　E. 不进行抽样,多个单位同步进行试验

62. 属于简单随机抽样的是（　　　）

63. 属于区组随机分组的是（　　　）

64. 属于大型随机对照试验的是（　　　）

65. 属于序贯抽样的是（　　）

66. 属于分层随机抽样的是（　　）

（67 ~ 70 题共用备选答案）

　　A. 横断面研究　　　　B. 病例对照研究　　　　C. 队列研究

　　D. 临床试验　　　　　E. 病例分析

67. 客观地反映某一时点的疾病分布以及人们的某些特征与疾病之间的联系，使用的指标主要是患病率的研究为（　　）

68. 可以直接获得暴露组与非暴露组的发病率或死亡率，并可以直接计算相对危险度的研究为（　　）

69. 由研究者控制干预措施的研究为（　　）

70. 使用比值比反映暴露与疾病联系强度的研究为（　　）

（71 ~ 73 题共用备选答案）

　　A. 80/150　　　　　　B. 20/280　　　　　　C. 20/300

　　D. $(80 \times 280)/(20 \times 70)$　　　E. $(80 \times 100)/(70 \times 350)$

　　一项食管腺癌发病危险因素的成组病例对照研究结果表明，在 150 例病例组中 80 例有慢性胃灼热，而 300 例对照组中 20 例有慢性胃灼热，请问：

71. 病例组慢性胃灼热的暴露率为（　　）

72. 对照组慢性胃灼热的暴露率为（　　）

73. 慢性胃灼热的 OR 值为（　　）

三、简答题

1. 为了评价某一种治疗心脑血管疾病的按摩仪的疗效，请你设计一个随机对照试验方案。

2. 随机对照试验需要遵循什么原则？

3. 大型随机对照试验的优缺点是什么？

4. 随机对照试验选择研究对象时应该注意什么？

5. 携带肝炎病毒血液检查呈阳性的人越来越多，而且这些人在某些行业就业受到限制，许多研究机构争相研制一种治疗该病毒使血液检查呈阳性转为阴性的新药。某药厂宣传成功研制出一种新药丸能治愈肝炎病毒使血液检查呈阳性转为阴性并即将进行临床试验，你能为即将进行的临床试验设计一个实验方案吗？

6. 在研究新鲜芦荟外敷对治疗静脉炎的效果时，按随机原则将 88 例静脉炎患者随机分为试验组和对照组。其中试验组 46 例，对照组 42 例。两组患者在年龄、性别、病种、静脉炎程度等方面具有可比性。护理措施：试验组采用捣碎的新鲜芦荟外敷，每天 3 ~ 4 次，每次 1 小时。对照组采用捣碎的新鲜白菜叶（对治疗静脉炎无效果，但是告诉试验者也是芦荟）外敷，每天 3 ~ 4 次，每次 1 小时。根据自定疗效标准，分为痊愈、显效、有效和无效，研究结果如下表：

组别	例数	痊愈	显效	有效	无效	总有效率
试验组	46	28	13	4	1	97.83%
对照组	42	0	10	11	21	50%

(1) 该试验中是否使用了安慰剂？其作用是什么？

(2) 你认为新鲜芦荟外敷对治疗静脉炎是否有效？

7. 队列研究的优缺点有哪些？

8. 简述病例对照研究中研究对象的选择原则。

9. 横断面研究的主要用途有哪些？

10. 病例分析的特点是什么？

参考答案

一、名词解释

1. 随机对照试验：是指研究者根据研究目的，按照预先确定的研究方案将符合条件的研究对象随机分配到试验组和对照组，试验组接受相应的处理措施，在一致的条件下或环境中，同步地进行研究和观测试验的效应，得出客观效应指标并进行比较，从而判断试验措施的效果。

2. 双盲试验：指研究对象和观察者都不知道分组情况和具体处理措施。指受试者和研究（疗效观察）者均不知道受试者是接受的何种处理的试验。

3. 意向性分析：即在试验过程中，有些试验对象未能按照原试验计划进行。但是在做试验结果分析时，依旧将未能依从的试验对象归类到原计划的分组中。

4. 大型随机对照试验：大型随机对照试验又称大规模随机对照试验，样本量可以大致几千，甚至上万。大型研究为了快速征募病例并完成研究，研究这多会联合很多单位，一个单位就是一个中心，各中心分别征募和治疗自己中心的病例，研究在不同的地方同时进行。

5. 单臂研究：即单组临床试验，顾名思义，就是仅有一个组的研究，没有为试验组设计相对应的对照。

6. 前瞻性队列研究：研究对象的确定与分组根据研究开始时的实际情况，研究的结局需随访观察一段时间才能得到。这种研究可信度高、偏倚少，但费时、费人力、物力、财力。

7. 累积发病率：指某一固定人群在一定时期内某病新发生病例数与时期开始总人数之比，用于反映发病率的累积影响。

8. 相对危险度：指暴露组的发病率与非暴露组的发病率之比，它反映了暴露与疾病的关联强度，说明暴露使个体发病的危险比不暴露高多少倍，或者说暴露组的发病危险是非暴露组的多少倍。

9. 归因危险度：指暴露组发病率与非暴露组发病率之差，它反映发病归因于暴露因素的程度，表示暴露可使人群比未暴露时增加的超额发病的数量，如果暴露去除，则可使发病率减少多少。

10. 优势比：指病例组中暴露人数与非暴露人数的比值除以对照组中暴露人数与非暴露人数的比值。可反映暴露者患某种疾病的危险性是无暴露者危险性的倍数，又称比值比。

11. 病例对照研究：指选择一组患研究疾病的病人与一组无此病的对照，调查其发病前对某个（些）因素的暴露情况，比较两组中暴露率和暴露水平的差异，以研究该疾病与这个（些）因素的关系。

12. 配比过度：在病例对照研究中，如果选择对照时将一些被研究因素或者因果链的中间变量，或者将一些不必匹配的因素作为配比因素，就很可能影响结果的可靠性，而且浪费精力。

13. 分层抽样：即先按照某些人口学特征或某些标志（如年龄、性别、住址、职业、教育程度、民族等）将研究人群分为若干层，然后从每层中随机抽取一个样本。

14. 整群抽样：抽样时被抽单位不是个体而是群体，这些群体是从相同类型的较大群体中随机抽取的，被抽到单位的所有成员都是研究对象。群体内个体数可以相等，也可以不等。

15. 病例报告:是对单个或少数几个病例的个人基本信息、临床和流行病学特征的描述、分析和总结。尤其在罕见和新发疾病的报道中最为有用,常常为新出现的疾病或药物副作用等提供第一手资料。

二、选择题

【A1 型题】

1. C　2. E　3. E　4. A　5. D　6. D　7. C　8. E　9. C　10. B

11. D　12. C　13. A　14. A　15. A　16. D　17. B　18. E　19. B　20. D

21. B　22. E　23. E　24. E　25. D　26. A　27. E　28. C　29. C　30. C

【A2 型题】

31. B　32. E　33. A　34. A　35. A　36. D　37. E　38. E　39. B　40. D

41. C　42. D

【B 型题】

43. A　44. B　45. C　46. A　47. B　48. D　49. C　50. B　51. D　52. E

53. C　54. E　55. C　56. D　57. C　58. A　59. C　60. B　61. D　62. A

63. C　64. E　65. D　66. B　67. A　68. C　69. D　70. B　71. A　72. C

73. D

三、简答题

1. 答:通过广泛宣传,招募患有心脑血管疾病的志愿者,设计随机对照试验方案,对参与试验的志愿者采用随机抽样的方式确定哪些志愿者在试验组,哪些在对照组,除试验设计人员外,没有人知道哪个志愿者分到哪一个组,给试验组成员使用治疗心脑血管疾病的按摩仪,给对照组成员使用与治疗心脑血管疾病的按摩仪外观安全相同的普通按摩仪,在试验期内对参与临床试验的志愿者认真观察并做好记录,在试验期结束后对收集上来的试验结果作出客观的判断。

2. 答:对照、随机、重复、盲法。

3. 答:优点:(1)结果精确度、准确度高;(2)有利于推广;(3)多是"简单试验"。所谓简单,就是在病例入选、治疗安排和数据收集等方面采取比小型试验更为简单易行的方法。

缺点:(1)耗费巨大;(2)低标准的入选导致非受益的研究对象接受治疗(3)对中、小型试验的冲击。

4. 答:研究对象的合适选择决定着试验的效果,在建立入选和排除标准时,最好选择新发且发作频率较高的病人,这类患者对干预措施的效应反应明显,易于观察记录,具有较好的可反应性和敏感性。对于孕妇、幼儿、老年人,尽量不要选为研究对象,选择该类人群时需要考虑他们的身体情况,并且使他们在试验中受益。

5. 答:通过广泛宣传,招募携带肝炎病毒血液检查呈阳性的志愿者,设计随机对照试验方案,对参与临床试验的志愿者采用随机抽样的方式确定哪些志愿者在试验组,哪些在对照组,除试验设计人员外,没有人知道哪个志愿者分到哪一个组,给试验组成员使用新药,给对照组成员使用与该药形状大小外观以及药的味道完全相同的对身体没有任何影响的药丸,在试验期内对参与临床试验的志愿者认真观察并做好记录,在试验期结束后对收集上来的试验结果作出客观的判断。

6. 答:(1)本试验中对照组使用捣碎的新鲜白菜叶对患者外敷就是安慰剂,其作用是消除心理因素对试验结果的影响,以保证试验结果的可靠性。

(2) 从表中可以看出试验组和对照组的治疗效果存在较大差异。由于 97.83 和 50 的差别超出了随机性本身所能解释的范围,所以认为新鲜芦荟外敷对治疗静脉炎是有效的。

7. 答:队列研究的优点是符合病因链先因后果的时间顺序,验证病因与疾病之间的因果关系论证强度高;可以直接计算暴露组和对照组的发病率或死亡率,获得 RR、AR 等指标;一般不存在回忆偏倚;可以了解疾病的自然史;能对暴露因素所致的多种疾病同时进行观察,从而获得一种病因与多种疾病的可能因果关系。缺点是所需研究时间长,样本量大,人力物力投入大,容易产生失访偏倚,通常不适用于发病率低、潜伏期长的疾病病因研究。

8. 答:研究对象选择的原则主要包括两个方面:第一,具有代表性:病例组应能代表目标人群中患该病的总体;对照组能代表目标人群中未患该病的总体;第二,具有可比性:病例组与对照组在年龄、性别、居住地、社会经济文化等主要特征方面应可比。

9. 答:主要包括描述疾病的分布;提出病因线索;确定高危人群;评价防治效果;评价医疗卫生服务的需求与质量。

10. 答:病例分析是对现有的临床资料进行归纳、分析并得出结论,或对某些临床新出现的疾病病因或表现特征进行描述、分析、总结的一类研究。病例分析是以观察法为主要研究手段,主要通过观察、收集和分析相关病例数据,归纳和总结研究对象的特征。由于不设立对照组,仅能提供因素与事件之间的因果联系线索,但可为后续分析性研究打下基础。

(张秀军　闫永平)

第五章
医学研究证据的检索与收集

学习目标

1. 掌握　证据检索和收集的基本步骤;循证临床问题的构建原则。
2. 熟悉　证据的来源;证据发展和分级。
3. 了解　证据资源的分类。

重点和难点内容

一、循证医学的证据资源

(一) 证据资源的分类

依据不同,证据分类不同。

1. 证据资源"6S"模型　循证医学证据资源按照"6S"模型分为计算机决策支持系统、证据综合、循证证据提要、证据合成、研究摘要、原始研究。根据"6S"模型查找医学信息资源是有一定顺序的,原则上如果从上一级数据库检索的文献解决了提出的临床问题,则无需继续检索下一级数据库。

2. 证据的来源　根据证据来源不同,把证据分为一级证据,即原始研究证据,包括 Pubmed 数据库、Embase 数据库、中国生物医学文献服务系统、指南数据库;二级证据,即二次研究证据,包括 Cochrane 图书馆、最佳证据、循证医学评价、指南数据库。

(二) 证据发展和分级

证据分级和推荐强度分级经历了复杂的演变过程。从定性到定量,最高证据从单个 RCT 到多个 RCT 的 meta 分析;从局部到整体,如只考虑试验设计到考虑研究质量、结果的一致性和直接性等;从片面到全面,从单纯针对治疗扩展到预防、诊断、经济学等;从个别到一般,设计领域从临床、预防延伸到基础、管理、教育等;从分散到统一,从指导各个国家和组织到指导全球。2004 年,GRADE 工作组正式制定出国际统一的证据质量分级和推荐强度标准(GRADE)。

二、证据检索和收集的基本步骤

(一) 构建循证临床问题

临床问题的构建运用 PICO 原则,PICO 原则包括人群、干预措施、对照措施和临床结局四个基本成分。

(二) 选择数据库

1. 按照"6S"模型选择数据库:临床医师可以根据具体临床问题,按照"6S"模型,获取最高级别的信息资源,寻找证据,开展循证临床实践。

2. 选择专业数据库:使用如 Embase、Cochrane 图书馆等医学专业数据库方便、快捷获取与医学专业直接相关的文献资料。

3. 选择最佳文献数据库:临床医生在选择文献数据库时,优先选择 Cochrane 图书馆。

(三) 制定检索策略

1. 确定检索词　根据循证决策问题构建的 PICO 原则的四个基本成分,分别确定检索词。

2. 制定检索策略　不同的数据库,在检索策略上略有不同,但是道理基本相通。检索策略的制定主要是运用逻辑运算符"AND""OR"和"NOT"组合起来,在制定检索策略时,需要研究者在检索实践过程中,根据实际检索结果来扩大和缩减检索范围,从而满足相对查全和查准。

(四) 判断检索结果

判断检索结果是否能回答患者提出的临床问题,确保为病人提供最佳的循证诊疗方案。临床医师需根据个体化原则,把检索出的证据和病人的实际情况以及病人的意愿结合起来才能做出循证决策。

习题

一、名词解释

1. 计算机决策支持系统
2. 干预措施
3. 对照措施

二、填空题

1. 根据循证问题构建的 PICO 原则,把循证问题分解为_____、_____、_____、_____四个基本成分。

2. 循证医学证据资源按照"6S"模型分为_____、_____、_____、_____、研究摘要、原始研究。

三、选择题

【A1 型题】

1. 迄今为止专门进行系统评价的最大的国际性合作组织是(　　)
   A. Cochrane 协作网　　　　　　　　　B. Medline 协作网
   C. SCI 协作网　　　　　　　　　　　D. LANCET 协作网
   E. JAMA 协作网

2. 如果没有同质性好的随机对照试验的系统评价,目前治疗性研究的最佳证据是(　　)
   A. 可信区间狭的单个随机对照试验　　B. 同质性好的队列研究的系统评价

C. 单个队列研究 　　　　　　　　　　D. 同质性好的病例对照研究的系统评价

E. 单个病例对照研究

3. 系统评价（　　）

A. 是对文献的定性分析

B. 是对文献的定量合成

C. 可以是对文献的定性分析，也可以是定量合成

D. 涉及的范畴常常较广泛

E. 以上都不是

4. 循证医学最高级别的证据是（　　）

A. 病例对照研究 　　　　　　　　　　B. 系列病例分析

C. 专家意见、观点及评论 　　　　　　D. 队列研究

E. 系统评价或随机对照临床试验

5. 按照证据来源分类，一级证据是（　　）

A. PubMed 数据库 　　　　　　　　　B. Cochrane 图书馆

C. 最佳证据 　　　　　　　　　　　　D. 循证医学评价

E. 指南数据库

【B 型题】

（6 ~ 7 题共用备选答案）

根据划分依据不同，最高级证据数据库不同

A. Cochrane 图书馆 　　　　　　　　B. 证据合成

C. 计算机决策支持系统 　　　　　　D. PubMed

E. 中国期刊全文数据库

6. 根据证据等级金字塔划分，最高级证据数据库是（　　）

7. 根据证据资源"6S"模型划分，最高级证据数据库是（　　）

四、简答题

1. 证据检索和收集的基本步骤

2. 根据证据来源不同分类。

参考答案

一、名词解释

1. 计算机决策支持系统：计算机决策支持系统（systems）是医学工作者对医学信息资源充分且准确地运用到临床实践工作过程而构建的完美模型，它勾勒了一个超速、便捷的计算机医学信息的人机对话系统，一个完美的计算机决策支持系统包含完整且精准的医学信息。

2. 干预措施：干预措施（intervention or exposure）关注的处理措施，如暴露因素、药物、外科手术、诊断试验、预后因素等。

3. 对照措施：对照措施（comparison）是与干预措施或者暴露因素相比较的措施，在治疗问题上，多为常规治疗、安慰剂作为对照措施，在诊断性问题上，对照措施常是诊断某种疾病的金标准。

二、填空题

1. 人群　干预措施　对照措施　结局

2. 计算机决策支持系统　证据综合　循证证据提要　证据合成

三、选择题

【A1 型题】

1. A　　2. A　　3. C　　4. E　　5. A

【B 型题】

6. A　　7. C

四、简答题

1. 答：证据检索和收集的基本步骤包括构建循证临床问题、选择数据库、制定检索策略、判断检索结果。

2. 答：根据证据来源不同,把证据分为一级证据,即原始研究证据;二级证据,即二次研究证据。一级证据包括 PubMed 数据库、Embase 数据库、中国生物医学文献服务系统、中国生物医学文献服务系统、中国期刊全文数据库等。二级证据包括 Cochrane 图书馆、最佳证据、循证医学评价、指南数据库等。

（徐佩茹　刘　玉）

第六章
医学研究文献的评阅与证据质量评价

学习目标

1. 掌握　临床研究证据的种类,包括原始研究证据和二次研究证据;评估临床研究证据的一般原则,包括临床研究证据的内在真实性、临床重要性和适用性。
2. 熟悉　阅读文献的基本步骤,包括明确阅读文献的目的、熟悉文献的基本结构、选择性阅读文献;评价文献的基本步骤,包括初筛文献的真实性和相关性、确定研究证据的类型、根据研究类型选择评价原则。
3. 了解　评价临床研究证据的重要性。

重点和难点内容

1. 医学文献的分类方法。
2. 文献检索、筛选和阅读文献的步骤。
3. 评价医学研究文献的原则与内涵。
4. 研究质量评价工具的类型与选择方法。

习题

一、名词解释
1. 二次研究
2. 同行评审
3. 内部真实性
4. 证据质量评价

二、选择题

【A1 型题】

1. 下面研究类型属于二次研究的是(　　　)

　　A. 随机对照试验　　　　　　　　　　　　B. 病例对照研究

    C. 描述性研究　　　　　　　　　　　D. 临床实践指南

    E. 病案报道

2. 下面研究属于原始研究的是（　　　）

    A. meta 分析　　　　　　　　　　　B. 综述

    C. 断面调查　　　　　　　　　　　D. 系统评价

    E. 卫生技术评估（HTA）

3. 有关内部真实性的描述，下面正确的是（　　　）

    A. 研究结果避免随机误差的程度

    B. 研究结果的净效应

    C. 研究中的研究方法是否合理、统计分析是否正确、主要结论是否可靠

    D. 研究结果是否能够应用于同类人群

    E. 研究结果的临床适用价值

4. 临床研究证据按照其来源可分为（　　　）

    A. 前瞻性研究和回顾性研究　　　　　B. 试验性研究和观察性研究

    C. 定性和定量研究　　　　　　　　　D. 原始研究和二次研究

    E. 病因、诊断、治疗和预后研究

三、简答题

1. 临床实践中，评价临床研究证据的原因。

2. 临床研究证据分类。

3. 评价临床研究证据的基本内容。

4. 评价临床研究证据的基本步骤。

5. 阅读文献的基本步骤。

6. 试述阅读医学研究文献的重要性及其意义。

7. 证据质量评价的工具及方法。

参考答案

一、名词解释

1. 二次研究（secondary studies）：即根据原始论著进行综合分析、加工提炼而成包括：meta 分析、系统评价、综述、评论、述评、实践指南、决策分析和经济学分析等。

2. 同行评审：有同行评审的杂志上发表的文章均经过了严格的评审过程，尽可能筛除有严重缺陷的文章，提高了发表文章的质量。一般来说，同行评审人员都不是编辑部成员，常常为某一领域和研究方法学上的专家。同行评审的目的是为了筛除设计不合理、不重要或难以解释、有缺陷的文章，以确保文章设计和统计分析方法的质量。

3. 内部真实性：内部真实性（internal validity）是评价研究证据的核心，是指就该文章本身而言，其研究方法是否合理、统计分析是否正确、结论是否可靠、研究结果是否支持作者的结论等。

4. 证据质量评价（assessment of quality）：主要是评估单个研究在设计、实施和分析过程中，防止或减少偏倚或系统误差的情况，又称"方法学质量评价"，是证据评价的主要内容。

二、选择题

【A1 型题】

1. D　　2. C　　3. C　　4. D

三、简答题

1. 答:临床实践中,临床研究证据来源复杂,证据质量良莠不齐,因此,研究证据必须结合病人的具体情况进行严格评价。

2. 答:医学文献中的临床研究分为两类:①原始研究即原始论著,分为试验性研究(experimental studies)和观察性研究(observational studies);②二次研究(secondary studies),即根据原始论著进行综合分析、加工提炼而成,包括:meta 分析、系统评价、综述、评论、述评、临床实践指南、决策分析和经济学分析等。

3. 答:无论哪一种临床医学文献,都应从文献的真实性、临床重要性和适用性三方面进行评价。

4. 答:评价临床研究证据步骤可分为三步:①初筛临床研究证据真实性和相关性;②确定研究证据的类型;③根据研究证据的类型评价其真实性、重要性和适用性。

5. 答:①结合阅读文献的目的,筛选、甄别、获取相关医学研究文献;②熟悉文献的基本结构、选择阅读方式和阅读重点;③阅读文献、摘录文献精粹。

6. 答:日常工作中,阅读医学文献非常重要:①了解解决临床医疗实践中有关疾病病因、诊断、治疗、预后的问题,掌握新近的诊断技术和治疗措施,跟上医学发展前沿;②在教学工作中向学生传授最新的知识;③在科研工作中了解某一研究领域的历史、现状、发展趋势和存在问题,提出今后的研究方向;④保持知识的不断更新等。

由于生物医学文献数量庞大,应改变阅读文献的方法和技巧,把自己从一个医学信息的记忆库变成医学信息管理者(from memory repositories to information managers),从考虑如何跟上医学领域的新进展转变为明确医学领域的哪些新进展是需要跟上的(from "How do I keep up with new developments in medicine？" to "What developments in medicine do I need to keep up with？")充分利用有限的时间和精力阅读高质量、有临床价值的文献,提高阅读效率。

7. 答:研究的质量同时包括方法学质量和研究报告质量,为了客观评价研究质量,指导循证决策,证据质量评价可以从两个方面同时进行评价,即方法学质量评价和研究报告质量评价。评价工具可分为清单类和尺度评分类两种。不同的研究设计,其科学论证强度不同,评价方法及评价工具也有所不同。原始研究评价方法:针对随机对照试验、病例对照研究、队列研究、描述性研究、诊断试验、伤害研究选择不同的方法学质量评价工具指标,根据不同研究设计类型,选择相应的报告质量评价工具进行评价。

关于二次研究的评价工具和方法:目前用于系统评价/meta 分析的方法学质量评价的工具量表推荐使用 AMSTAR 质量工具;研究报告质量评价工具选择 PRISMA(preferred reporting items for systematic reviews and meta-analysis)声明,该标准的制定对于改进和提高系统评价和 meta 分析的报告质量将起到重要作用。对于观察性研究的系统评价和 meta 分析,选择 MOOSE(meta-analysis of observational studies in epidemiology)的报告规范。

(高琦　张玲)

第七章
医学研究证据的系统评价与 meta 分析

学习目标

1. **掌握** 系统评价、meta 分析的基本概念以及目的和意义;系统评价与叙述性文献综述的区别与联系;系统评价与 meta 分析的方法与基本步骤;发表性偏倚的识别及漏斗图的绘制;以及系统评价的评价原则。

2. **熟悉** Cochrane 协作网的偏倚风险评价工具;异质性检验、敏感性分析;常用效应量表达(包括 RR、OR、NNT;MD、SMD)等;随机效应模型、固定效应模型。

3. **了解** 质量效应模型;Mantel-Haenszel 法、方差倒置法(Inverse-variance methods)、Peto 法等;meta 回归。

重点和难点内容

一、基本概念

(一) 系统评价

系统评价是一种全新的文献综合方法,针对某一具体医学及相关问题(如临床、卫生决策、基础医学、医学教育等问题),系统、全面地收集现有已发表或未发表的临床研究,采用临床流行病学严格评价文献的原则和方法,筛选出符合质量标准的文献,进行定性或定量合成(meta-analysis,meta 分析或荟萃分析),得出可靠的综合结论。系统评价可以是定性的(定性系统评价,qualitative systematic review),也可以是定量的(定量系统评价,quantitative systematic review)即包含 meta 分析过程。

系统评价非常明确和清晰的研究过程使其具有良好的重复性。系统评价可为某一领域和专业提供大量的新信息和新知识,多数是可信的。但是,由于是对原始文献的二次综合分析和评价,受原始研究文献质量、系统评价方法及评价者本人专业知识、认识水平和观点等的制约,因此,读者在阅读系统评价的观点和结论时,一定要持谨慎的态度,不能盲目被动地接受。

(二) Cochrane 系统评价

Cochrane 系统评价是 Cochrane 协作网的评价员按照统一工作手册(如 Cochrane Handbook for

Systematic Reviews of Interventions),在相应 Cochrane 评价小组编辑部的指导和帮助下所完成的系统评价。由于 Cochrane 协作网有严密的组织管理和质量控制系统,严格遵循 Cochrane 系统评价者手册,采用固定的格式和内容要求,统一的系统评价软件(Review Manager,RevMan)录入和分析数据、撰写系统评价计划书和报告,发表后根据新的研究每 2 年定期更新,有健全的反馈和完善机制,因此 Cochrane 系统评价的质量通常比非 Cochrane 系统评价质量更高,被认为是单一的、评价干预措施疗效的最好证据资源(best single source)。

Cochrane 协作网的 56 个系统评价小组是制作和保存系统评价的基本单元,根据具体的健康相关研究主题分组如高血压组、急性呼吸道感染组等。Cochrane 系统评价目前主要针对干预性措施疗效和安全性、诊断试验准确性、方法学、教育和公共卫生领域等相关问题开展系统评价。

(三) meta 分析(meta-analysis)

meta 分析由心理学家 Glass1976 年首次命名,国内翻译为荟萃分析、汇总分析。就其定义目前仍然存在不同的争议。Huque 及多数专家认为:"meta 分析是一种统计分析方法,它将多个独立的、可以合成的临床研究综合起来进行定量分析。"因此,如果没有明确、科学的方法去收集、选择、评价临床研究资料,而仅单纯采用统计方法将多个临床研究合成并不能保证结论的真实性和可靠性。

目前系统评价与 meta 分析两个名词常被混用,但系统评价不一定都包括有 meta 分析过程,而 meta 分析也不一定是系统评价。

(四) 文献综述(review)

又称为叙述性文献综述(narrative review)或传统文献综述(traditional review),由作者根据特定的目的和需要或兴趣,针对某一领域、专业或研究专题,搜集大量相关资料,在广泛阅读和理解基础上,采用定性的方法,综合分析、归纳整理和提炼该领域的研究现状、最新进展、学术见解或建议,做出综合性介绍和阐述的学术论文,可为某一领域或专业提供大量的新知识和新进展,以便读者在较短时间内了解某一专题的研究概况和发展方向,解决临床实践中遇到的问题。但这种传统文献综述,往往受限于专家个人的知识和信念,缺乏客观方法,故存在一定局限性。在接受或应用这类证据时,宜持谨慎态度。

系统评价和传统文献综述均是对临床研究文献的分析和总结,目前多为回顾性。确定一篇综述为叙述性文献综述,还是系统评价及其质量、价值,主要看其是否采用科学方法减少偏倚或混杂因素的影响。

二、评价偏倚风险

多数系统评价是针对已完成的研究进行二次评估,原始研究的质量直接影响系统评价结果和结论的真实性和可靠性。因此,评估纳入系统评价的原始研究在设计、实施和分析过程中防止或减少系统误差(或偏倚)和随机误差的程度,以分析和解释纳入研究质量对结果的影响至关重要。研究质量评价应包括:①内部真实性(internal validity):指单个研究结果接近真值的程度,即受各种偏倚因素如选择偏倚、实施偏倚、失访偏倚和测量偏倚的影响情况;②外部真实性(external validity/generalizability):指研究结果是否可用于研究对象以外的其他人群,即结果的实用价值与推广应用的条件,主要与研究对象的特征、研究措施的实施方法及条件和结果的选择标准密切相关。

研究质量评价(assessment of quality)是评估单个研究在设计、实施和分析过程中,防止或减少偏倚或系统误差的情况,也称为"方法学质量评价(assessment of methodological quality)"。一直以来,研究质量评价和偏倚风险评价被认为是等同的,但 Cochrane 系统评价手册认为偏倚和质量有区别。例如,某研究不可能对研究对象、干预措施的实施者或结果评价者采用盲法,若由此认定该研究的"低质量",并不恰当。又如研究质量已达到了可能的最高水平,但并不是说该研究没有偏倚。另外,某些与研究质量相关的指标并不直接导致偏倚风险,如样本量估算、伦理审查和报告质量等。

评价文献质量和偏倚风险的方法较多,可采用单个条目、清单或一览表和量表评分,但缺乏共识。针对不同临床问题如治疗、病因、诊断和预后的系统评价,虽然进行系统评价的基本步骤相似,但其纳入研究的设计类型和实施方法并不相同。因此,纳入研究的质量评价工具和方法也有明显差别。

干预措施疗效和安全性研究从选择和分配研究对象、实施干预措施、随访研究对象、测量和报告研究结果的每个阶段均可出现偏倚。因而根据研究阶段将偏倚分为以下五种:(1)选择性偏倚(selection bias):发生在选择和分配研究对象时,因随机方法不完善造成组间基线不可比,可夸大或缩小干预措施的疗效。采用真正的随机方法并对随机分配方案进行完善的隐藏,可避免此类偏倚的发生;(2)实施偏倚(performance bias):发生在干预实施的过程中,除待比较的措施不同外,所提供的其他措施也不一样。采用标化治疗方案和盲法干预可避免实施偏倚;(3)随访偏倚(attrition bias):指在试验随访过程中,试验组或对照组因退出、失访、违背治疗方案等造成人数或其他情况不一致而产生的系统偏差。对此,应尽量搜集失访者的信息以及对失访人员采用恰当的统计学方法处理,如意向性治疗分析(intention to treat analysis)等,可减少其影响;(4)测量偏倚(measurement bias/detection bias/ascertainment bias):试验组和对照组的结果测量方法不一致所造成的系统偏差,特别容易在主观判断研究结果时出现。采用统一、标化测量方法以及对研究对象和结果测量者实施盲法,可避免其影响;(5)报告偏倚(reporting bias):指文章中报告的结果与实际分析结果间存在的系统偏差,如有选择性地报告结果。

治疗、预防、康复等干预措施疗效和安全性的系统评价多数纳入 RCT 为主,评价 RCT 质量的工具很多。1995 年 Moher 等鉴定出 9 种清单和 60 余种量表,分别有 3 ~ 57 个条目,需要花 10 ~ 45 分钟完成。由于这些评价方法易受文献报告质量和文献评估者的主观因素影响,Cochrane 手册 5.0 未推荐使用任何一种清单或量表,Cochrane 协作网推荐采用由相关方法学家、编辑和系统评价员共同制订的"Cochrane 偏倚风险评估"工具(表 7-1),包括 7 个方面:①随机分配方法;②分配方案隐藏;③对研究对象、治疗方案实施者采用盲法;④对研究结果测量者采用盲法;⑤结果数据的完整性;⑥选择性报告研究结果;⑦其他偏倚来源。利用上述 7 条标准可逐一比对每一个纳入研究,并作出"偏倚风险低"、"偏倚风险高"和"偏倚风险不确定"的判断。其中,①、②、⑥、⑦用于评估每一篇纳入研究的偏倚风险,其余 3 条则需针对每一篇纳入研究中的不同研究结果进行评估,强调同一研究中不同结果受偏倚影响程度不同。偏倚风险评价结果不仅采用文字和表格描述,还要求采用图示,更形象、直观反映偏倚情况。此评估工具对每一条的判断均有明确标准,减少了评估者主观因素影响,保证了评估结果具有更好的可靠性。

表 7-1　Cochrane 协作网的偏倚风险评价工具

评价条目	评价内容描述	作者判断
①随机分配方法	详细描述产生随机分配序列的方法,以助于评估能否产生组间可比性	随机分配序列的产生是否正确?
②分配方案隐藏	详细描述隐藏随机分配序列的方法,以助于判断干预措施分配情况是否可预知	分配方案隐藏是否完善?

续表

评价条目	评价内容描述	作者判断
③对研究对象、治疗方案实施者采用盲法(针对每一研究结果评估)	描述对研究对象和试验措施实施者实施盲法的方法,以防止他们知道受试者接受的干预措施。提供判断盲法是否成功的相关信息	盲法是否完善?
④对研究结果测量者采用盲法(针对每一研究结果评估)	描述对结果测量者实施盲法的方法,以防止他们知道受试者接受的干预措施。提供判断盲法是否成功的相关信息	盲法是否完善?
⑤结果数据的完整性(针对每一研究结果评估)	报告每个主要结局指标的数据完整性,包括失访和退出的数据。明确是否报告失访/退出、每组人数(与随机入组的总人数相比)、失访/退出原因,是否采用 ITT 分析	结果数据是否完整?
⑥选择性报告研究结果	描述选择性报告结果的可能性(由系统评价作者判断)及情况	研究报告是否提示无选择性报告结果?
⑦其他偏倚来源	除以上 5 个方面,是否存在其他引起偏倚的因素? 若事先在计划书中提到某个问题或因素,应在全文中作答	研究是否存在引起高度偏倚风险的其他因素?

　　诊断准确性研究(diagnostic accuracy studies)质量评价的工具较多。2005 年 Whiting 等系统评价了诊断准确性研究的质量评价工具,鉴定出 90 种清单或量表,但均不是通用工具,涉及的条目数和内容各不相同。Cochrane 协作网的诊断准确性研究系统评价方法学组推荐采用改良的 QUADAS 清单评价诊断准确性研究的方法学质量。QUADAS 清单是基于已有的影响诊断准确性研究结果真实性、重要性和适用性的研究证据,采用严格的专家共识方法制订的通用评价工具,2003 年发表后先后于 2006 年和 2011 年修订(QUADAS-2)。2003 年发表的 QUADAS 清单共 14 个条目,针对诊断准确性研究的偏倚风险、可靠性和报告质量。Cochrane 协作网诊断准确性研究系统评价方法学组曾采用其中 11 个条目。2011 年修订的 QUADAS-2 包括 4 个维度,即①研究对象选择、②诊断技术、③金标准、④诊断技术和金标准进行的流程和时序,分别从偏倚风险和适用性进行评估,2012 年在奥克兰举行的第 20 届 Cochrane 年会上已进行了培训和讲解,但尚未写入诊断试验准确度的系统评价手册中。

　　非随机研究(non-randomized studies,NRS)的设计方案有多种如非随机对照试验、队列研究和病例对照研究等,受偏倚影响情况也有差别,因此尚无一种通用的非随机研究偏倚评价工具。Deeks 等系统收集了评价非随机研究的工具 193 种,鉴定出 6 种适用于系统评价的工具,但并非每种非随机研究方案均适合。目前已针对不同研究问题的非随机研究研发出相应的偏倚风险评估工具:1. 干预性非随机研究的偏倚风险评估工具(risk of bias in non-randomised studies of interventions,ROBINS-I):2016 年由 Sterne 等发表,适用于评估干预措施疗效和安全性的队列研究、病例对照研究、半随机对照试验和其他非随机同期对照研究。该工具包括 7 个维度,分别针对干预措施实施前(2 个:混杂导致的偏倚和选择研究对象的偏倚)、干预措施实施中(1 个:测量干预措施的偏倚)和干预措施实施后(4 个:违背原定干预措施、数据缺失、结果测量和选择性报告结果导致的偏倚),前 3 个维度与随机对照试验偏倚风险评估工具不同,后 4 个与 RCT 偏倚风险评估工具相似。2. 病因学研究的偏倚风险评估工具:2 种工具最常用,分别是“downs and black instrument”和

"newcastle-ottawa scale（NOS）"。前者包括 29 个条目，需要具有相当的流行病学知识且费时，某些条目难以用于病例对照研究。后者已被 Cochrane 协作网的非随机研究方法学组用于培训中，只包括 8 个条目，涉及研究对象选择、组间可比性和结果测量（队列研究）或暴露因素测量（病例对照研究），简单易用，分别针对病例对照研究和队列研究。3. 预后因素研究的偏倚风险评估工具（quality in prognosis studies，QUIPS）：由 Cochrane 的预后方法学组制订并于 2013 年发表，包括 6 个维度，分别针对研究对象、研究对象失访、预后因素测量、结果测量、混杂因素和统计分析和报告。4. 预测模型研究的偏倚风险评估工具（prediction model studies risk of bias assessment tool，PROBAST）：2015 年的 Cochrane 年会上发布，但尚未正式发表，包括 7 个维度，分别为：①患者选择、②结果测量、③预测因素测量、④样本量、⑤缺失数据、⑥统计分析和⑦模型验证。

为避免选择文献和评价文献质量人员的偏倚，可考虑一篇文章由多人或盲法选评，也可采用专业与非专业人员相互配合、共同选评的办法，对选评文献过程中存在的分歧可通过共同讨论或请第三方协助解决。若多人选择文献时，应计算不同评价者间的一致性（Kappa 值）。此外，最好先进行预试验，以摸索经验，标化和统一选择、评价方法。

三、定量分析（quantitative synthesis）

定量分析包括同质性检验（或异质性检验）、meta 分析和敏感性分析。

（一）异质性检验（heterogeneity）

定量系统评价或 meta 分析是将多个研究结果合并成一个效应值，但不同研究结果间不可避免存在差异，即异质性。异质性分三类：临床异质性（clinical heterogeneity），指不同研究中研究对象、干预措施和结果测量等存在的差异；方法学异质性（methodological heterogeneity），指试验设计和质量在不同研究中存在的差异；统计学异质性（statistical heterogeneity），指不同研究中干预措施的效应值存在的差异，是临床异质性和方法学异质性共同作用的结果。异质性检验是指对不同原始研究结果之间的变异程度进行检验。如果检验结果有统计学意义，应解释其可能的原因并考虑是否进行结果合成。确定各研究结果是否同质有两种方法：一是目测法，即通过绘制森林图观察各研究效应值的可信区间是否有重叠及其程度，如果可信区间差异太大，则放弃合成分析或采用随机效应模型。另一种方法是直接进行同质性检验（Q test，Chi-square test），在此基础上借助 I^2 定量估计异质性大小，如 0 ~ 40% 表示异质性可能不重要，30% ~ 60% 表示有中度异质性，50% ~ 90% 表示有显著异质性，75% ~ 100% 表示有很大异质性。

（二）meta-分析

根据资料类型及评价目的选择效应量并对其进行定量合成分析。例如对分类变量，可选择比值比（odds ratio）、相对危险度（relative risk）、危险度差值（risk difference）和防止一例事件发生需要治疗同类患者的人数（number needed to treat，NNT）等作为效应量表达。对连续性变量，当结果测量采用相同度量衡单位时应选择均数差值（mean difference，MD），而当结果测量采用不同度量衡单位，如在不同研究中采用不同量表测试疼痛评分时，则应选择标化的均数差值（standardized mean difference，SMD）。用 meta 分析合成结果时，可选择固定效应模型（fixed effect model）或随机效应模型（random effect model），结果采用森林图（forest plot）表示。

（三）敏感性分析（sensitivity analysis）

指改变某些影响结果的重要因素如纳入标准、偏倚风险、失访情况、统计方法（固定效应或随机效应模型）和选择不同的效应量（比值比或相对危险度）等，以观察同质性和合成结果是否发生变化，从而判断合并结果的稳定性及其程度。

习题

一、选择题

【A1 型题】

1. 有关系统评价,下列描述**不正确**的是(　　)

    A. 是一种文献综述形式

    B. 每篇系统评价只针对一种临床问题,如治疗等

    C. 要收集发表和未发表的文献、

    D. 必须对纳入文献进行质量评价

    E. 每篇系统评价均要进行定量分析,即 meta 分析

2. 有关系统评价,下列描述**不正确**的是(　　)

    A. 是针对随机对照试验而进行

    B. 多数为一种回顾性研究

    C. 系统评价可以是定性的,也可以是定量的分析

    D. 系统评价的质量与纳入的原始研究质量密切相关

    E. 系统评价是一种研究方法

3. 有关 meta 分析的描述**不正确**的是(　　)

    A. 数值变量资料可以选用均数差值(MD)或 SMD 作为效应量

    B. 二分类变量资料合并效应量估计方法有 MH 法、Peto 法、IV 法等

    C. meta 分析是将多个独立的临床研究综合起来的定量分析方法

    D. 分类变量资料,可选择 OR、RR、AR 和 NNT 等作为效应量

    E. 固定效应模型与随机效应模型的选择完全取决于异质性检验结果

4. 对系统评价的正确描述是(　　)

    A. 题目与传统综述相比更具体明确

    B. 是多个随机对照临床试验结果的相加求和

    C. 必须使用 meta 分析方法进行定量汇总分析

    D. 较传统综述引用更多的参考文献

    E. 对文献的严格评价可不作强行要求

二、简答题

1. 简述传统文献综述与系统评价的区别。

2. 简述系统评价的基本步骤。

3. 什么是系统评价?

4. 什么是 meta 分析?

5. 简述统计异质性、临床异质性与方法学异质性的相互关系。

6. 为什么要进行系统评价?

7. 在系统评价制作过程中,严格评价原始研究文献时需考虑哪些偏倚?

参考答案

一、选择题

【A1 型题】

1. E　　2. A　　3. E　　4. A

二、简答题

1. 答:

叙述性文献综述与系统评价的区别

特征	叙述性文献综述	系统评价
研究的问题	涉及的范畴常较广泛	常集中于某一临床问题
原始文献来源	常未说明、不全面	明确,常为多渠道
检索方法	常未说明	有明确的检索策略
原始文献的选择	常未说明、有潜在偏倚	有明确的选择标准
原始文献的评价	评价方法不统一或未评价	有严格的评价方法
结果的综合	多采用定性方法	多采用定量方法
结论的推断	有时遵循研究依据。较主观	多遵循研究依据,较客观
结果的更新	未定期更新	定期根据新试验进行更新

2. 答:(1)确立题目、制订系统评价计划书;(2)检索文献;(3)选择文献;(4)评价偏倚风险;(5)收集数据;(6)分析资料和报告结果;(7)解释系统评价的结果和做结论;(8)更新系统评价。

3. 答:系统评价是一种全新的文献综合方法,指针对某一具体临床问题(如疾病的病因、诊断、治疗、预后),系统、全面地收集现有已发表或未发表的临床研究,采用临床流行病学严格评价文献的原则和方法,筛选出符合质量标准的文献,进行定性或定量合成(meta-analysis,Meta 分析或荟萃分析),得出可靠综合结论。

4. 答:meta 分析是一种定量合并方法。meta 分析通过对多个同类独立研究结果的汇总和合并分析,可以达到增大样本含量、提高检验效能之目的;同时也可提高效应量的估计精度;特别是当多个研究结果不一致或都无统计学意义时,用 meta 分析可得到更加接近真实情况的统计结果。

5. 答:meta 分析之前,应进行异质性检验,并根据异质性检验结果,来决定是否估计合并效应量。异质性检验方法主要有 Q 检验法与图形目测法等。若 Q 检验有统计学意义,则表明存在统计学异质性(statistical heterogeneity),需要探讨异质性的来源并进行相应处理。异质性来源主要从两个方面考虑:一是临床异质性(clinical heterogeneity),如纳入研究在研究对象、干预措施、结局观察指标等存在差异;二是方法学异质性(methodological heterogeneity),如纳入了不同设计方案、不同方法学质量的原始研究等。

6. 答:作为一种重要的科研方法,进行系统评价(systematic review),有其一定的必然性:(1)应对信息时代的挑战;(2)及时转化和应用研究成果;(3)提高统计效能;(4)另外,系统评价可减少有关偏倚的影响,从而提高研究结果的真实性和准确性。

7. 答:偏倚是指导致研究结果偏离真值的现象,存在于临床试验中的不同阶段,如从选择和分配研究对象、实施干预措施、随访研究对象、测量和报告研究结果的每个阶段均可出现。因而,偏倚可分为以下五种:(1)选择性偏倚(selection bias):发生在选择和分配研究对象时,因随机方法不完善造成组间基线不可比,可夸大或缩小干预措施的疗效。采用真正的随机方法并对随机分配方案进行完善的隐藏,可避免此类偏倚的发生;(2)实施偏倚(performance bias):发生在干预实施的过程中,除待比较的措施不同外,所提供的其他措施也不一样。采用标化治疗方案和盲法干预可避免实施偏倚;(3)随访偏倚(attrition bias):指在试验随访过程中,试验组或对照组因退出、失访、违背治疗方案等造成人数或其他情况不一致而产生的系统偏差。对此,应尽量搜集失访者的信息以及对失访人员采用恰当的统计学方法处理,如意向性治疗分析(intention to treat analysis)等,可减少其影响;(4)测量偏倚(measurement bias/detection bias/ascertainment bias):试验组和对照组的结果测量方法不一致所造成的系统偏差,特别容易在主观判断研究结果时出现。采用统一、标化测量方法以及对研究对象和结果测量者实施盲法,可避免其影响;(5)报告偏倚(reporting bias):指文章中报告的结果与实际分析结果间存在的系统偏差,如有选择性地报告结果。

(李　静　康德英)

第八章

病因与危险因素的研究、评价与循证实践

学习目标

1. **掌握** 一般病因概念和流行病学病因概念;疾病病因与危险因素研究的基本过程与方法;疾病病因与危险因素研究的评价原则;病因与危险因素循证实践基础。

2. **熟悉** 疾病病因概念的发展过程;疾病自然史对病因学研究的意义;各种研究设计方案的研究证据在循证实践过程的论证强度比较。

3. **了解** 疾病病因与危险因素研究的意义。

重点和难点内容

一、病因与危险因素

按照病因与疾病间的作用方式、作用程度及传统哲学的观点,病因有多种分类方法,常见的分类有:

(一) 必要病因与充分病因

按照传统的哲学观点,凡效应都有"必要条件"和"充分条件"之分,因而任何疾病的发生也都有相应的必要病因和充分病因。

1. 必要病因(necessary cause) 指有相应疾病发生以前,必定(概率为100%)有该因素存在。倘若缺乏该因素即不会引起某疾病,则该因素为该病的必要病因。如结核杆菌就是结核病的必要病因,无结核杆菌感染就不会发生结核病。绝大多数传染性疾病、职业病等都有一个比较明确的必要病因,而大多数慢性非传染性疾病目前尚未发现他们的必要病因。鉴于大多数慢性非传染性疾病是多因性的,此类疾病可能不存在一个必要病因,或是必要病因仍待探究。

2. 充分病因(sufficient cause) 是指若有该病因存在,某疾病必定(概率是100%)会发生。对充分病因的理解应注意三点:①对大多数疾病而言,充分病因不是一个,而是一组因素集合(组分病因)。如结核杆菌感染仅是结核病的一个必要病因,而不是结核病的一个充分病因,大多数结核杆菌感染者因自身抵抗力强而不发生结核病,只有结核杆菌感染加上机体特异性和非特异性抵抗力的降低时,才成为结核病的一个充分病因。②对于大多数疾病而言,其充分病因目前仍未明了,

一般只证实或初步证实充分病因中的个别或几个因素。③对于大多数慢性非传染性疾病来说,目前认为其充分病因(组分病因)不止一个,有的可能有多个充分病因,各充分病因的组成因素可能不同,因而这些疾病就可能没有必要病因。如肥胖(超重)是高血压的一个"病因",但有的高血压病人并不超重,提示导致这部分病人发病的充分病因中可能不包括肥胖。

在日常生活中人们发现打开开关则电灯发光,于是便认为电灯开关是"因",电灯发光是"果",只要启动因,则必然获得果(灯亮)。这时此因对其果来说是必要而且充分的原因。但在电灯开关与电灯发亮的因果关系中,实际上有些重要因素被省略了,例如电线、灯泡、灯头、电流等,这些环节的任何一个都与开关同样重要,任何一个环节的缺少都会影响结果的产生。因此可以认为,任何结果的原因必然是由一组作用协调的因素共同组成的,这就是充分病因。所以"充分病因"可以定义为:一组必然导致疾病最低限度的状态或事件。这里的"最低限度"是指状态或事件的任何部分均是不可少的。这些组成充分病因必不可少的部分称为组分病因或成分病因(component causes)。

(二) 直接病因与间接病因

基于病因链和病因网络模型,引起疾病的诸多因素有时按顺次起作用,即病因1导致病因2,最终导致疾病。可简要表示为:病因1→病因2→疾病。这里,病因2称为直接病因(direct causes),病因1称为间接病因(indirect causes)。直接病因是指只有该病因作用于人体才能够引起发病,对应于上述疾病因素模型中的近因。例如乙型肝炎病毒是乙型肝炎的直接病因;结核杆菌是结核病的直接病因。间接病因实际上反映了引起疾病的阶段性或中间性过程,指可以促成和加速疾病发生的某些因素,其存在与疾病的发生呈间接关联,对应于疾病因素模型中的远因。例如:营养不良、居住条件差、机体免疫力低下、社会经济环境恶化等都可能造成疾病的易感性增加,这些因素被称之为间接病因。

直接病因或称之为"近端病因",在病因链上距离疾病结局近,病因学意义相对明确。但值得注意的是越靠近疾病结局近端的因素,涉及的人群面越窄,预防的机会越少。远端影响因素作为间接病因,与疾病的因果机制可能不是那么明确与直接,但涉及的人群面广,预防机会大,通过改善这些因素对于降低总疾病负担的预防效率会很高。这些关于病因的认识和探讨势必会对疾病防治策略的调整产生深远的影响。

(三) 危险因素

目前,慢性非传染性疾病已成为危害人类健康的主要疾病,慢性疾病由于发病比较隐匿,病程缓慢,病因复杂,从单一的患病个体去研究疾病病因十分困难,因此,需要以相应群体作为研究对象对有关的发病因素进行宏观分析,因而提出了危险因素这一概念。如前所述,一般将流行病学层次的病因称为危险因素,它是指疾病的发生与该因素有一定的因果关系,但是尚无可靠的证据能够证明该因素的致病效应,但是当消除该因素时,疾病发生的概率也随之下降。在病因学研究中,将这类与疾病发生有关的因素即称为危险因素。美国流行病学家 MacMahon 指出,流行病学的实际目的是发现能够预防疾病的联系,从这个目的出发,因果关联可以定义为:事件或特征之间的一种关联,改变某一类别(X)的频率或特性,就会引起另一类别(Y)的频率或特性的改变,这样 X 就是 Y 的原因。危险因素的概念无疑体现了概率论的因果观。

二、形成病因假设的逻辑方法

假设形成过程中常用的逻辑方法主要是归纳演绎法,这对于病因研究的因果假设有重要理论和实际指导价值。

(一) 归纳法（Mill 准则）

Mill JS 是 19 世纪的哲学家，1856 年在他所著的《逻辑系统》一书中建立了数条准则，其中的科学实验四法常被用于分析流行病学研究中形成假设、设计研究方案和进行病因推断。后人在科学实验四法的基础上将同异并用法单列，发展为科学实验五法。

1. 求同法（method of agreement）　又称契合法或"异中求同法"，指对不同的事件或事物找出它们的共同点——共性。如在肝癌病例对照研究中，肝癌病例组发现都有或相当部分有乙肝病毒感染标记；队列研究中，有乙型肝炎病毒持续感染者其肝癌发病率较高。提示乙肝病毒感染可能是肝癌的危险因素之一。食物中毒事件中，中毒患者大多有进食相同食物史，则可以提示由该食物引起中毒。

2. 求异法（method of difference）　又称差异法或"同中求异法"，指在相似的事件或事物之间找不同点（重要的差别）。还是以肝癌研究为例，在病例对照研究中，对照组多数不饮用沟塘水；在队列研究中，不饮用沟塘水的非暴露组的肝癌发病率低于饮用沟塘水的暴露组的发病率。提示两组与肝癌发生有关的差异之一是有无暴露于沟塘水。再如在非肝癌病例中发现都没有或相当部分没有乙肝病毒感染标记，表明乙肝病毒感染是肝癌的危险因素之一。肺癌发病率高的人群与发病率低的人群的吸烟率不同，因而提出吸烟可能是肺癌的病因假设。

3. 同异并用法（joint method of agreement and difference）　求同法和求异法并用，相当于同一研究中设有比较组，控制干扰因素。

如宫颈癌的病因问题，据报道：性生活越混乱的妇女发病率越高，早婚妇女的发病率又高于晚婚者，这是求同。与此相反，修女、尼姑与独身主义者很少患宫颈癌，这是求异。因此，有人提出性生活中的某因素可能与宫颈癌的发病有联系。随后的研究表明：宫颈癌可能与性交时的 II 型疱疹病毒感染有关。同异并用法是比较性研究（有对照组）设计的逻辑学基础。

4. 共变法（method of concomitant variation）　可以看成是求同法的特例。指研究因素的暴露程度不同时，疾病的频率也发生相应的变动，即在研究中注意发现疾病的患病率（有时是发病率）波动时有那些因素在变动。共变法的应用有一定的条件，只有当有关（暴露）因素不是定性的，而是等级或定量的，并与事件（疾病）效应成量变关系时，才可以应用共变法。

如在吸烟与肺癌的研究中，随着吸烟剂量（等级）的增加，肺癌的比值比（OR）或相对危险度（RR）也增加，即呈共变或剂量 - 反应关系，故支持吸烟是肺癌的病因的假设。

5. 剩余法（method of residues）　剩余法可以看成是求异法的特例，指当人们已知某复合结局事件（A、B、C）的有关暴露因素在特定的范围（a、b、c），通过事先的归纳又知道 b 说明 B，c 说明 C，那么剩余的 a 必定说明 A。剩余法就像算术中的减法，即在一组复杂的现象中把已知联系的现象去掉，探寻其他（剩余）现象的联系。如在肝癌的病因研究中，肝癌的发病率除了乙肝病毒感染和黄曲霉毒素能解释的部分，还有未能解释的部分，这部分或可归因于暴露因素范围内"剩余"的因素，如饮水中的藻类毒素。

需要注意的是：Mill 准则对列出病因假设清单并不能提供指导，如果病因假设清单中未包括真实的病因，Mill 准则就不能提供任何帮助，而更为遗憾的是，要寻找的"那个"因素是否在清单中也是难以判定的。

(二) 假设演绎法

演绎是从一般到个别的推理。它是根据已知的规律来推论未知事物的方法，故又称类推法。假设形成后，通过假设演绎法同检验假设的分析性研究相衔接。

例如，我国原发性肝癌高发区主要分布在温暖、潮湿的东南沿海地区，在这些地区进行的大量描述性研究结果表明,乙型肝炎病毒感染、饮用沟塘水、食用被黄曲霉毒素污染的食物等因素的分布与原发性肝癌的分布相一致,从而为后续的分析和实验流行病学研究提供了线索,并形成了相应的工作假设。这一假设的形成过程衔接了描述性研究和分析性研究,其原理本质上是假设演绎法(hypothesis-deduction method),整个推论过程为:从假设演绎推出具体的证据,然后用观察或实验验证这个证据。如果证据成立,则支持假设的成立。从逻辑上看,反推是归纳性的。从一个假设可推出多个具体证据,证实的具体证据越多,或证据的条件越多种多样,则归纳支持这个假设的概率越大。如果由假设演绎出来的具体证据不成立,并不能简单地否定假设,还需考虑其他影响因素的存在。

习题

一、名词解释

1. 病因

2. 充分病因

3. 求同法

4. 求异法

5. 同异并用法

6. 共变法

7. 剩余法

8. 归因危险度

9. NNH(number needed to harm,害 - 需暴露人数)

二、填空题

1. 病因与疾病的关系可能有_____,_____,_____,_____等形式。

2. 宿主因素主要是指_____,_____,_____和_____等,它们与疾病发生有密切的关系。

3. 说明病因、宿主、环境相互关系的常用模型有_____,_____,和_____。

4. 对病因学研究证据的评价包括_____,_____和_____三个方面。

5. PICO 原则的四要素分别是_____,_____,_____和_____。

三、选择题

【A1 型题】

1. 流行病学上的病因定义是( )

　　A. 只要疾病发生,必然会有病因存在

　　B. 引起疾病发生的有统计学关联的各种因素

　　C. 引起疾病发生概率升高的因素

　　D. 引起病理变化的因素

　　E. 只要病因存在,必然会引起疾病

2. 下面关于流行病学病因概念的认识中**错误**的是( )

　　A. 流行病学研究中所谓的病因通常具有一定的预防意义

　　B. 当一个或多个病因不存在时,疾病发生的频率会随之下降

　　C. 病因就是导致疾病发生的病理、生理因素

　　D. 历史上的纯病因论忽视了环境因素和宿主因素

  E. 历史上的特异病因论只强调外环境,而忽视了宿主因素

3. 下列因果联结方式是正确而完整的是(　　　)

  A. 单因单果   B. 单因多果

  C. 多因单果   D. 多因多果

  E. 直接/间接病因链

4. 关于病因的具体所指,**错误**的是(　　　)

  A. 包括宿主、环境和致病因素(动因)

  B. 包括外围的远因以及致病机制的近因

  C. 包括疾病的启动因素或病原体

  D. 包括生物、心理和社会因素

  E. 包括病因链交错联接中的直接和间接病因

5. 流行病学三角模型理论中包含的三大因素是(　　　)

  A. 宿主、环境和病原体   B. 机体、生物环境和社会环境

  C. 宿主、环境和病因(致病因素) D. 遗传、环境和社会

  E. 遗传、环境和人群

6. 在病因学上,轮状模型与三角模型相比,其主要的不同点是(　　　)

  A. 轮状模型是正确的,三角模型是错误的

  B. 轮状模型是科学的,三角模型是不科学的

  C. 三角模型不强调特异性病原学说

  D.　三角模型更强调环境的作用

  E. 轮状模型强调环境及环境与机体的密切关系

7. 疾病因素模型将因素分为如下两个层次(　　　)

  A. 生物学因素和非生物学因素 B. 宿主因素和环境因素

  C. 可干预因素和不可干预因素 D. 危险因素和保护因素

  E. 外围的远因和致病机制的近因

8. 下面关于必要病因的论述正确的是(　　　)

  A. 肥胖是高血压的必要病因 B. 艾滋病病毒(HIV)是 AIDS 的必要病因

  C. 必要病因的致病概率大于95% D. 必要病因的致病概率小于5%

  E. 必要病因的致病性较强

9. 下面关于 Mill 准则的论述正确的是(　　　)

  A. 求同法是指研究对象有共同的特征,如年龄、性别相同

  B. 差异法是指研究对象有共同的暴露而其他特征不同

  C. 同异共用法是指病例组与对照组暴露因素和其他特征都不相同

  D. 共变法是指疾病与暴露因素受共同因素的影响

  E. 剩余(排除)法是可以看成是差异法的特例

10. 静脉注射吸毒是 HIV 感染的(　　　)

  A. 直接病因   B. 间接病因

  C. 同机制有关的近因   D. 必要病因

  E. 充分病因

11. 假设演绎法中,推出的经验证据成立,则(　　　)

A. 假设可能成立   B. 假设尚不能成立

C. 假设必定成立   D. 假设应予否定

E. 假设尚待更多证据

12. 有对照(比较)组的研究,其逻辑学基础是( )

A. 求同法   B. 求异法   C. 同异并用法

D. 共变法   E. 剩余法

13. 暴露与疾病由于有共同的原因而产生的关联是( )

A. 偶然关联   B. 继发关联

C. 间接因果关联   D. 直接因果关联

E. 统计学关联

14. 下列研究设计符合由"因"到"果"的研究过程的是( )

A. 横断面研究   B. 队列研究

C. 病例对照研究   D. 现况研究

E. 病例分析

15. 病因研究中,建立病因假设使用的主要推理方法是( )

A. 一般演绎法   B. 循证医学的方法

C. 队列研究方法   D. 数学模拟方法

E. 逻辑推理方法(Mill 准则)

【A2 型题】

16. 某研究者收集了某省范围内 50 个县、市的年人均食盐销售量与高血压患病率资料,然后加以分析,以探索食盐销售量与高血压患病之间的关系,该项研究属于( )

A. 分析性研究   B. 横断面研究

C. 生态比较研究   D. 试验性研究

E. 个案调查

17. 一位研究者为了探讨新生儿黄疸的病因,他选择了 100 名患此病的婴儿,并同时在同一所医院选择了 100 名未患此病的新生婴儿,然后查阅了婴儿母亲的孕期保健和产科分娩记录,以确定产前和分娩中各种暴露因素。该研究属于( )

A. 病例对照研究   B. 生态比较研究

C. 横断面研究   D. 队列研究

E. 临床试验研究

18. 一份有关吸烟与肺癌关系的病例对照研究结果显示:$\chi^2 = 12.36, P < 0.05, OR = 3.5$,正确的结论是( )

A. 病例组肺癌患病率明显大于对照组

B. 病例组发生肺癌的可能性明显大于对照组

C. 对照组发生肺癌的可能性明显大于病例组

D. 对照组肺癌患病率明显大于病例组

E. 不吸烟者发生肺癌的可能性明显小于吸烟者

【A3 型题】

(19 ~ 21 题共用题干)

在一项母亲孕期 X 线暴露与儿童白血病之间关系的研究中,选择了 100 例白血病儿童,200

例非白血病儿童,调查得知患白血病儿童中的 30 位母亲,无白血病儿童的 45 位母亲曾在怀孕期做过放射诊断。

19. 本研究采用的流行病学方法是( )

    A. 队列研究   B. 横断面研究

    C. 病例对照研究   D. 临床试验研究

    E. 生态学研究

20. 病例组与对照组的暴露率的显著性检验结果是( )

    A. $P < 0.05$,差异有统计学意义   B. $P > 0.05$,差异无统计学意义

    C. 病例组的暴露率显著高于对照组   D. 病例组的暴露率显著低于对照组

    E. 据此资料不能进行显著性检验

21. 暴露与疾病的关联强度,其 OR 值等于( )

    A. 1.48   B. 0.68   C. 1.56

    D. 0.64   E. 0.75

【B 型题】

(22 ~ 25 题共用备选答案)

    A. 求同法   B. 求异法   C. 共变法

    D. 类推法   E. 筛查法

22. 若多种不同情况与某病的存在有联系,且这些情况均有一个共同的因素,则该因素可能是该病的病因,这种形成病因假设的途径是( )

23. 在两种不同的情况下,A 情况的发病率显著高于 B 情况,且 A 情况有某因素存在,B 情况没有该因素,则该因素可能是该病的病因,这种形成假设的途径是( )

24. 当一种疾病的分布与另一种病因已清楚的疾病的分布相似时,则这两种疾病可能有共同的病因,这种形成假设的途径是( )

25. 疾病发生的频率随某因素的强度或频率变化时,则该因素可能是该病的病因,这种形成假设的途径是( )

四、简答题

1. 试述充分病因和必要病因的局限性,学习它有什么意义?

2. 假设演绎法中推出的经验证据不成立,为什么不一定能否定假设?

3. 比较传统因果观与现代因果观的差异。

4. 如何认识 Mill 准则的应用?

5. 简述几种病因学研究设计类型的性质、可行性和论证强度。

6. 病因学研究中,什么叫"剂量 - 效应"关系?

7. 有哪些标准可以用来评价病因学研究结果的真实性?

参考答案

一、名词解释

1. 病因:指那些能使人群发病概率升高的因素,其中一个或多个不存在时,疾病发生的频率就下降。本考题的要点是流行病学病因定义中的三方面内容:①病因作用机体后所致的结局是发病。②病因是相对频率事件。③还要考虑病因是多种的。

2. 充分病因:是指若有该病因存在,必定(概率是 100%)导致某疾病发生。即指必然会导致疾病发生的最低限度的条件和事件;最低限度是指任一条件或事件都是必不可少的。

3. 求同法:又称一致法或契合法或"异中求同法",指对不同的事件或事物找出它们的共同点——共性。设研究的事件特征为 A,B,C,D,E 等,研究的因素(暴露)为 a,b,c,d,e;研究事件具有共同的特征 A(特定疾病),而这些相同疾病 A 的病例均有研究因素(暴露)a,因此因素 a 是疾病 A 的影响因素。

4. 求异法:又称差异法或"同中求异法",指在相似的事件或事物之间找不同点(重要的差别)。设研究的事件特征为 A,B,C,D,E 等,研究的因素(暴露)为 a,b,c,d,e;研究事件均无特征 A(特定疾病),而这些对象也没有研究因素(暴露)a,因此因素 a 是疾病 A 的影响因素。

5. 同异并用法:是指求同法和求异法并用,相当于同一研究中设有比较组,可以控制干扰因素。

6. 共变法:当有关(暴露)因素不是定性的,而是等级或定量的,并与事件(疾病)效应成量变关系时,设 A1,A2,A3 等是事件(疾病)效应不同数量的状态,a1,a2,a3 是研究因素(暴露)不同数量的状态,两者之间有共同变动的关系,因此因素 a 是疾病 A 的影响因素。

7. 剩余法:对某复合结局事件(A,B,C),已知它的有关(暴露)因素在特定的范围内(a,b,c),通过先前的归纳又知道 b 说明 B,c 说明 C,那么剩余的 a 必定说明 A。

8. 归因危险度:暴露可疑病因中人群和非暴露可疑病因组的人群,他们各自发病率的相减之绝对的差值。

9. NNH(number needed to harm,害 - 需暴露人数):需要多少例接触致病因素后才出现一例发病,用 1/AR 值表示。NNH 是临床和卫生决策十分有用且十分容易理解的指标。在疗效评价不良反应研究中,则可称之为害 - 需治人数,其对应于 NNT(number needed to treat,益 - 需治人数)。

二、填空题

1. 单因单果型　单因多果型　多因单果型　多因多果型
2. 年龄　性别　职业　遗传
3. 流行病学三角模型　病因网模型　轮状模型
4. 真实性评价　重要性评价　适用性评价
5. 研究对象(patient)　干预措施(intervention)　比较措施(comparison intervention)　结局(outcome)

三、选择题

【A1 型题】

1. C　2. C　3. D　4. C　5. C　6. E　7. E　8. B　9. E　10. B
11. A　12. C　13. B　14. B　15. E

【A2 型题】

16. C　17. A　18. E

【A3 型题】

19. C　20. B　21. A

【B 型题】

22. A　23. B　24. D　25. C

四、简答题

1. 答:充分病因是指若有该病因存在,必定(概率是 100%)导致某疾病发生。显然,充分病因即使针对传染性疾病也是非常少见的,因此,对充分病因的理解应对以下三点有清醒的认识:①对大多数疾病而言,充分病因的组成因素不是一个,而是一组。如上述的结核杆菌感染仅是结核病的一个必要病因,而不是结核病的一个充分病因。因为大多数的结核杆菌感染者可由于自身抵抗力的作用而不发生结核病,只有结核杆菌感染结合机体特异性和非特异性抵抗力的降低,才能构成结核病的一个充分病因。②对于大多数疾病而言,其充分病因目前并未明了,一般只证实或初步证实充分病因中的个别或几个因素。③对于大多数慢性非传染性疾病来说,目前认为其充分病因不止一个,有的可能有多个充分病因,各充分病因的组成因素可能不同,因而这些疾病就可能没有必要病因。如肥胖(超重)是高血压的一个"病因",但有的高血压病人并不超重,提示导致这部分病人发病的充分病因中可能不包括肥胖。

因此可以说单一的充分病因几乎是不存在的,一种病因可导致多种疾病,一种疾病可能有多个病因所引起。在实际工作中我们仅仅能找出并只需要找出主要病因的"组合",而这种病因"组合"很难说明是否是充分的。流行病学研究是寻找使"结果发生概率升高的因素",因此流行病学的病因研究是对危险因素测量其"使疾病发生率升高"的程度。传染病的特定病原体从字面上理解就是必要病因。对于一般的慢性病,从疾病的名字或者定义上,我们不可能得到"必要病因"的启示。但对某些按照"病因"分类的慢性病,就可以知道它们的必要病因。总之,对于按照病因进行分类的疾病,该病因就是它的必要病因,并且正因为有该病因才被分类为该种疾病。流行病学研究中,对某种疾病可以归因于某种危险因素的比例,可看成是"必要性"测量。对于按病因分类疾病,该病因的必要性肯定为100%。换句话说,必要病因只是必要性等于100%的特例。我们可以测量病因的必要性或必要的程度,而不必刻意追求"必要病因"。学习传统的充分病因和必要病因概念,是帮助我们澄清模糊思想,加深对概率论因果观的认识,绝不是要求我们在日后的工作中寻找充分病因和必要病因。

2. 答:演绎是从一般到个别的推理。它是根据已知的规律来推论未知事物的方法,故又称类推法。假设形成后,通过假设演绎法同检验假设的分析性研究相衔接。其整个推论过程为:从假设演绎推出具体的证据,然后用观察或实验验证这个证据。如果证据成立,则支持假设的成立。从逻辑上看,反推是归纳的。从一个假设可推出多个具体证据,检验证实的具体证据越多,或证据的条件越多种多样,则归纳支持这个假设的概率越大。如果由假设演绎出来的具体证据不成立,并不能简单地否定假设,还需要考虑其他影响因素的存在。因为经验证据不成立,有三种可能的结论:①假设不成立;②先行条件不成立;③假设和先行条件均不成立。在第二种可能的结论成立时,假设并未被否定。

3. 答:传统因果观主要指决定论因果观,认为一定的原因必定导致一定的结果,所以有充分原因的观念。现代因果观主要指概率论因果观,认为一定的原因只是可能导致一定的结果,原因就是使结果发生概率升高的事件或特征,从而抛弃了充分原因的观念。现代流行病学的病因定义是符合概率论因果观的。

4. 答:如果病因假设清单没有包括真实的病因,Mill 准则就无法确证病因,而且 Mill 准则本身并不能对列出包括真实病因在内的清单提供指导。另外,Mill 准则原本是用于实验研究类型,并且假定原因为充分或必要条件,因此对于流行病学的观察性研究,须注意控制干扰的条件较差,以及需要做统计学处理。

5. 答:病因学研究设计中不同的设计方案决定了不同的论证强度,一般而言,在因果论证强度上,实验性研究大于观察性研究,有对照的研究大于无对照的研究,以个体为分析单位的研究大于以群体为分析单位的研究。随机对照研究由因到果,可以很好地控制偏倚因此论证强度最好,队列研究其次,病例对照研究是由果到因,并且可能存在回忆偏倚等,因此论证强度较弱,横断面研

究较病例对照研究弱,叙述性研究最弱。可总结于下表:

研究设计类型	性质	可行性	论证强度
随机对照试验	前瞻性	差	++++
队列研究	前瞻性	较好	+++
病例对照研究	回顾性	好	++
横断面研究	断面	好	+
叙述性研究	前瞻/回顾	好	±

6. 答:随着危险因素的暴露量或暴露时间的增加,不良结局的发生也随之增加,即存在剂量效应关系。

7. 答:研究结果的真实性评价有下述9条,实际应用中可以根据研究要求综合参考,灵活运用。可以根据不同的研究设计,有所侧重地运用其中的条款。

①是否采用了论证强度高的研究设计方案?

②除研究的暴露因素外,试验组与对照组其他方面是否一致?

③试验组和对照组有关因果效应的测量方法是否相同?

④随访时间是否足够长? 研究结果包含了所有随访病例吗?

⑤是否有因果效应的时间先后顺序?

⑥有剂量 - 反应梯度关系吗?

⑦病因学研究的结果是否符合流行病学的规律?

⑧病因致病的因果关系是否在不同的研究中反映出一致性?

⑨病因致病效应和不良反应发生的生物学依据是否充分?

(孙业桓)

第九章
诊断试验研究、评价与循证实践

学习目标

1. **掌握** 诊断试验的定义;诊断试验的四格表;诊断试验评价指标(敏感度、特异度、真阳性率、假阳性率、真阴性率、假阴性率、似然比、阳性预测值、阴性预测值)的定义及计算公式;ROC曲线。
2. **熟悉** 联合试验(平行试验,系列试验)。
3. **了解** 通过实例了解诊断试验评价研究的设计原理与方法,各项指标间的相互关系。

重点和难点内容

一、诊断试验概念

诊断试验(diagnostic test)是指应用各种实验技术、医疗仪器及其他手段对患者进行检查,以对疾病做出诊断,即通过应用某一诊断方法或多种诊断方法的综合运用将就诊者区分为患某病的患者和非患者,以便对确诊的患者给予相应的处理或治疗。

诊断试验可为疾病正确诊断以及鉴别诊断提供重要证据。诊断试验的实施,要涉及以下内容:①病史和体检所获得的临床资料;②各种实验室检查,如生化、血液学、细菌性、免疫学、病理学检查等;③各种影像学检查,如 X 线造影、B 超、CT、磁共振成像(MRI)及放射性核素检查等;④其他特殊器械检查,如心电图、内镜检查等;⑤各种临床公认的诊断标准:如各种自身免疫性疾病的联合诊断标准等。一项立项的诊断试验应该具有准确可靠、简便迅速、安全无损和成本低廉的特点。

诊断性研究(diagnostic study)对于临床工作来说十分重要,正确的诊断是开展临床治疗的首要条件。但是任何一位临床医生在对疾病进行分析诊断时都可能受错误信息的影响,甚至做出包括错误信息的结论。为了避免受过多的错误信息的影响,需要对相关信息进行科学的分析和评价。

二、诊断试验研究设计

评价一项新诊断方法的诊断价值,最佳研究设计是将待评价的诊断试验与金标准(gold standard)同步、盲法比较。首先确立疾病的标准诊断方法(最好是金标准),其次是选择研究对象,并根据标准诊断将这些对象划分为"有病组 - 病例组"与"无病组 - 对照组",第三,再用新诊断方法同步测试这些研究对象,将获得的诊断结果与标准诊断比较,进而绘制四格表,计算敏感度、特异度、预测值、似然比等指标来综合评价该试验的诊断效率和价值。为减少偏倚,一般采用盲法评价。

(一) 确定金标准

金标准是指当前临床医学界公认的、诊断某疾病的最可靠方法,常用的金标准诊断方法有病理学诊断(组织活检和尸体解剖)、外科手术发现、特殊影像学诊断(如冠状动脉造影诊断冠心病),也可采用公认的临床诊断标准(如系统性红斑狼疮的 ARA 诊断标准等),通过长期临床随访所获得的肯定诊断,有时也可用作金标准诊断。

开展诊断试验时,金标准的选择应结合临床具体情况而定。例如肿瘤诊断的金标准是病理诊断,冠心病诊断最好选用冠状动脉造影。若金标准选择不当,就会造成"病例组"和"对照组"的划分错误,从而影响诊断试验的正确评价。同时,临床诊断试验还要遵循临床研究及伦理学的一些基本原则,如不损害患者原则、伦理委员会通过原则、患者知情同意原则等,变相增加了金标准操作的难度,有时要根据具体临床疾病,选择临床公认且得到广泛应用的诊断方法作为金标准。如诊断冠心病的金标准是冠脉血管造影,但造影有一定风险、操作存在一定难度,尤其是对照组的研究对象,此时可采用较为成熟的冠脉 CT 成像技术(CTA)作为金标准来使用。因此,临床研究中的金标准是相对的,但应注意:这些相对的金标准诊断,可能会带来一些偏差,需要一定的方法校正结果。

(二) 研究对象的选择

诊断试验的研究对象应具有代表性,其中病例组应包括各种临床类型和处于不同病程阶段的患者:如轻、中、重型,早、中、晚期,典型的和不典型的,伴有和不伴有并发症者,已治疗与未经治者等。对照组应选自确未罹患该病的其他病例,尤其应包括易与该病相混淆的病例,设置这样的对照才具有鉴别诊断的价值。研究对象应同期进入研究,可以是连续样本或者是按比例抽取的样本,但不能由研究者随意选择,否则就会出现选择偏倚,影响试验的真实性。

(三) 样本量的估计

诊断试验研究的样本量与下列因素有关:①对试验敏感度的要求,即假阴性率要控制在什么水平? 敏感度高的试验一般用于疾病的筛选;②对试验特异度的要求,即假阳性率要控制在什么水平? 特异度高的试验一般用于肯定诊断;③允许误差,一般取总体率 $100(1-\alpha)\%$ 可信区间宽度的一半。

(四) 评价指标与诊断效能判定

诊断试验评价指标一般成对出现,如敏感度和特异度,阳性似然比和阴性似然比,阳性预测值和阴性预测值等。

1. 敏感度与特异度　敏感度(sensitivity),又称灵敏度或真阳性率,是指金标准确诊有该病的病例组中经诊断试验查出阳性人数的比例[a/(a+c)]。而病例组中诊断试验结果为阴性者,即为假阴性患者,占病例组的比率就是假阴性率又称漏诊率,敏感度和假阴性率是互补的,即敏感度 =1- 假阴性率。

特异度(specificity),又称真阴性率,是指金标准确诊无病的对照组中经诊断试验检出阴性结果人数的比例[d/(b+d)]。而对照组中试验结果为阳性者即为假阳性,假阳性例数占对照组的比率就是假阳性率又称误诊率,特异度和假阳性率也是互补的,即特异度 =1- 假阳性率。

敏感度和特异度一般呈反比关系,临床实践中可通过以下途径选择临界点:第一,可利用受试者工作特征曲线(receiver operator characteristic curve,ROC 曲线)寻找合适的临界点,以避免过多的假阳性和假阴性;第二,根据临床需要,通过权衡假阳性和假阴性造成的后果,选择临界点,以达到临床需要的高敏感度或者高特异度。高敏感度试验适用于:①疾病严重但又是可治疗的,疾病的早期诊断将有益于患者,而疾病漏诊可能造成严重后果者,例如结核病,梅毒等;②有几个诊断假设,为了排除某病的诊断;③用于筛检无症状患者而该病的发病率又比较低,因此当试验结果呈阴性时,高敏感度试验的临床价值最大。高特异度试验适用于:①凡假阳性结果会导致病人精神和肉体上严重危害时,例如诊断病人患癌,而准备实施化疗;②要肯定诊断时,高特异度试验阳性结果的临床价值最大。

2. 似然比 类似敏感度和特异度,似然比(likelihood ratio,LR)分为阳性似然比和阴性似然比,可用来反映诊断效能,即有病者得出某一试验结果的概率与无病者得出这一结果可能性的比值。既可计算连续性测量值不同区间的 LR,又可避免简单地将试验结果划分为正常和异常,从而能全面反映诊断试验的诊断价值;似然比比敏感度和特异度更稳定,且不受患病率的影响,但不足之处在于该指标是比而不是率,应用时需要在比值与率之间进行换算。

(1) 阳性似然比系真阳性率和假阳性率之比。一项诊断试验的阳性似然比为 10,意味着当诊断试验结果为阳性时,判定患病的可能性是不患病可能性的 10 倍。

(2) 阴性似然比系假阴性率和真阴性率之比。若一项诊断试验的阴性似然比为 0.01,意味着当诊断试验结果为阴性时,判定患病的可能性仅为不患病的 1/100。因此,为肯定诊断之目的,应选择高阳性似然比的诊断试验,为排除某项诊断,则应选择阴性似然比更低的诊断试验。

似然比的应用步骤包括:先通过文献资料估计当前患者的验前概率,最初的验前概率常常是具有某一临床特征(年龄、性别、人群特征)的人群患病率,计算验前比[验前比 = 验前概率 /(1− 验前概率)];确定待选择的诊断试验的敏感度、特异度和似然比;再按照诊断试验结果阳性或者阴性估计验后比[验后比 = 验前比 × 似然比],最终得到验后概率[验后概率 = 验后比 /(1+ 验后比)]。在连续进行多个诊断试验时,前一个试验的验后概率或者验后比就作为后一个试验的验前概率或者验前比。

在应用似然比时还要注意以下问题:

(1) 基础患病率不同,诊断试验效率不同。假如该患者不仅为慢性乙型肝炎,影像学及其他检查还发现患者已存在早期肝硬化,其基础肝癌患病率将从 1% 提高到 10%,若系列检查结果显示 AFP 阳性、B 超阳性、增强 CT 阳性,那么该患者肝癌的可能性将达到 93.3%。具体计算过程:验前概率 =10%,验前比 =10/90,验后比率 =(10/90)× 8(AFP 阳性比)× 4(B 型彩超阳性)× 3.9(CT 阳性)=13.9,则验后概率 =13.9/(1+13.9)× 100%=93.3%。

不同人群的基础患病率不同,运用诊断试验得到的似然比不同,由此估计的验后概率也不同。临床上,确诊疾病需要寻找更多阳性诊断依据,而否定诊断则需要更多阴性结果支持。

(2) 应用似然比应用图直接查找验后概率。如果事先测出一些诊断试验的似然比,依据文献资料获得人群的患病概率(验前概率),通过计算可推断患者检查后患某病的概率增加或减少了多少,有助于作出正确的诊断。除了运用上述公式进行计算外,还可利用似然比应用图(Fagan's nomogram),将直尺的一端放在验前概率对应点,再与该试验似然比所在点对齐,直尺另一端所指就是验后概率,此方法方便易行,临床实用性强。

(3) 当诊断试验结果为二分类变量时,可计算单个阳性或阴性似然比;但当试验结果为连续性变量时,应分别计算不同区间对应的似然比。如试验结果范围是从 0 到 100,则可分别计算诸如 LR(0 ~ 10)、LR(11 ~ 20)、…LR(91 ~ 100)时的似然比。当试验测定结果为连续性变量时,诊断试验特征的最好表达方式是似然比,而不是常用的敏感度和特异度,似然比描述诊断试验的特征更为全面。

3. 预测值　在临床实践中临床医生和患者都会关心诊断试验的诊断价值,若结果阳性,患某病的可能性是多少? 结果阴性时确未患病的可能性又是多少? 这就涉及预测值(predictive value, PV)问题。①阳性预测值(positive predictive value,PPV)是指试验阳性结果者中真患该病者所占的比例[a/(a+b)]。②阴性预测值(negative predictive value,NPV)是指试验阴性结果者中确未患病者所占的比例[d/(c+d)]。一般说来,越敏感的试验,其阴性预测值越高;反之特异度越高的试验,其阳性预测值越高。预测值的高低并不完全取决于试验本身,还与患病率[(a+c)/(a+b+c+d)]有关。不同临床情况下,患病率有时相差甚大。

前面所列的阳(阴)性似然比、阳(阴)性预测值等指标综合利用了敏感度与特异度的信息,但这些指标都与诊断界点(或阈值)的选取有关。同一诊断试验,不同的诊断界点就对应着不同的敏感度和特异度。为全面评价诊断试验的诊断价值,应分别计算不同诊断临界点下的敏感度和特异度。

4. 准确度　准确度(accuracy)又称总符合率、粗一致性(crude agreement rate),表示观察值与标准值或真实值符合的程度。作为诊断试验的综合评价指标,它是真阳性与真阴性之和占受检总人数的百分率,反映正确区分患者与非患者的能力,准确度高,则真实性好。

5. 受试者工作特征曲线(receiver operator characteristic curve,ROC曲线)是以真阳性率(敏感度)为纵坐标、假阳性率(1- 特异度)为横坐标绘制而成的曲线。ROC曲线下的面积可以综合反映诊断试验的诊断价值。ROC曲线可以用来确定诊断试验的截断点和比较不同诊断试验的诊断价值。

(1) 确定诊断试验的截断点:ROC曲线常被用来决定最佳临界点,如患病率接近50%左右时,最接近左上角那一点,可定为最佳临界点。如患病率极低或甚高,其最佳临界点可不在最接近左上角那一点。注意:仅靠一、二次试验难以找到一个敏感度和特异度俱佳的临界点。

(2) 不同试验诊断诊断价值的比较:ROC曲线是一种全面、准确评价诊断试验的有效方法,可用来比较两种或多种诊断试验的诊断价值,从而帮助临床医生正确选用诊断试验。

ROC曲线具有如下优点:①方法简单、直观,通过目测就可判断和比较诊断价值;②可综合反映敏感度和特异度的相互变化关系;③ ROC曲线评价与基础患病率无关。

习题

一、选择题

【A1 型题 】

1. 关于诊断试验实施涉及的内容,下列**错误**的是(　　　)
   A. 病史和体检所获得的临床资料
   B. 各种实验室检查,如生化、血液学、细菌性、免疫学、病理学检查
   C. 各种影像学检查,如 X 线造影、B 超、CT、磁共振成像(MRI)及放射性核素
   D. 流行病学调查得到的资料
   E. 其他特殊器械检查,如心电图、内镜

2. 关于金标准诊断方法,下列**错误**的是(　　　)
   A. 病理学诊断　　　　　　　　　B. 医生个人经验
   C. 外科手术发现　　　　　　　　D. 特殊影像学诊断
   E. 公认的临床诊断标准

3. 对同一人群的两个随机样本进行调查,其结果的一致程度被称为(　　)
   A. 真实性　　　　　　　　B. 可靠性　　　　　　　　C. 敏感度
   D. 特异度　　　　　　　　E. 约登指数

4. 为提高诊断的敏感度,对几个独立试验可(　　)
   A. 串联使用　　　　　　　　　　　B. 并联使用
   C. 先串联后并联使用　　　　　　　D. 要求每个试验都假阳性率低
   E. 要求每个试验特异度低

5. 若某项指标高滴度与疾病发生有关系,则将诊断标准降低一个稀释度很可能会导致(　　)
   A. 敏感度和特异度增加
   B. 特异度减小而敏感度增加
   C. 敏感度减小而特异度增加
   D. 敏感度和特异度均减小
   E. 敏感度增加,特异度则根据周围情况增加或减小

【A2 型题】

6. 为了评价活检对乳腺癌诊断的预测值,对 400 例患乳腺癌的妇女和 400 名正常的妇女进行活检诊断,结果是前者中 350 例阳性,后者 100 例阳性。该诊断试验的阳性预测值为(　　)
   A. 12.0%　　　　　　　　B. 25.0%　　　　　　　　C. 33.0%
   D. 67.0%　　　　　　　　E. 77.8%

7. 用某种方法进行女性乳腺癌筛检的研究,一般女性乳腺癌的患病率约为 2/10 万,患有乳腺增生症的女性患病率约为 60/10 万。在一般女性中进行筛检,筛检阳性者中仅 0.1% 患癌,如果在乳腺增生症患者中进行筛检,则 20% 筛检阳性者患癌,这说明在患病率高的人群中开展筛检(　　)
   A. 特异度变化不大　　　　　　　　B. 特异度降低
   C. 敏感度降低　　　　　　　　　　D. 阳性预测值升高
   E. 敏感度变化不大

8. 在高血压的检出方案中,血压筛选水平甲定在高压 160mmHg,乙定在高压 140mmHg,这意味着(　　)
   A. 甲试验的敏感度比乙试验高　　　　B. 甲试验的特异度比乙试验高
   C. 甲试验的假阳性数比乙试验多　　　D. 甲试验的阳性预测值比乙试验低
   E. 甲试验的假阴性数比乙试验少

9. 假定某病的患病率为 10‰,用某项敏感度为 80%,特异度为 90% 的筛检试验检查 1000 人的人群,则漏诊人数为(　　)
   A. 99　　　　　　　　　B. 198　　　　　　　　　C. 2
   D. 891　　　　　　　　　E. 107

10. 眼内压的升高是临床诊断青光眼的指征之一,青光眼患者的眼内压约在 2.9 ~ 5.6kPa 范围,无青光眼者的眼内压约在 1.9 ~ 3.5kPa 范围内,若将诊断标准由眼内压>2.9kPa 升高到>3.5kPa,则下述正确的是(　　)
   A. 敏感度升高　　　　　　　　B. 特异度升高
   C. 敏感度和特异度均升高　　　D. 敏感度和特异度均下降
   E. 不确定,因为不知道患病率情况

11. 两名儿科医生想研究一个新的用来证明链球菌感染的实验室检查,王医生用标准的传统检查,敏感度为 90%,特异度为 96%,李医生用新的检查,灵敏度为 96%,特异度为 96%,如果对 200 名病人实施两种检查,则(　　)

    A. 王医生比李医生能检查出更多的链球菌感染者

    B. 王医生比李医生能检查出更少的链球菌感染者

    C. 王医生比李医生能检查出更多的非链球菌感染者

    D. 王医生比李医生能检查出更少的非链球菌感染者

    E. 哪位医生能正确地检查出更多的链球菌感染者取决于链球菌患病率

【B 型题】

(12 ~ 15 题共同备选答案)

    A. 高敏感度试验　　　　　B. 高特异度试验　　　　　C. 高一致率试验

    D. 平行试验　　　　　　　E. 系列试验

12. 对于住院或急症病人或外地的门诊病人复诊有困难时,需要迅速作出诊断时应考虑用(　　)

13. 为避免误诊情况的发生,可考虑使用(　　)

14. 疾病严重但又是可治疗的,疾病的早期诊断将有益于病人,而疾病漏诊可能造成严重后果者,例如结核病,梅毒等应考虑用(　　)

15. 凡假阳性结果会导致病人精神和肉体上严重危害时,例如诊断病人患癌,而准备实施化疗,应考虑用(　　)

(16 ~ 18 题共同备选答案)

    A. 敏感度　　　　　　　　B. 特异度　　　　　　　　C. 阳性预测值

    D. 阴性预测值　　　　　　E. 准确度

16. 由标准诊断法确诊有病的病例组中经诊断试验查出阳性人数比例(　　)

17. 诊断试验结果为阳性的对象中真正为患者的人数所占的百分率(　　)

18. 由标准诊断法确诊无病对照组中经诊断试验检出阴性结果人数比例(　　)

参考答案

【A1 型题】

1. D　　2. B　　3. B　　4. B　　5. B

【A2 型题】

6. E　　7. D　　8. B　　9. C　　10. B　　11. B

【B 型题】

12. D　　13. E　　14. A　　15. B　　16. A　　17. C　　18. B

(刘爱忠)

第十章
疾病治疗的研究、评价与循证实践

学习目标

1. 掌握 (1)试验性研究方案的选择、研究对象的选择、试验药物或措施的选择、试验效果测试指标的选择、干预实施方法及随访观察期的确定;(2)霍桑效应、干扰、沾染、向均数回归现象、失访偏倚、依从性的概念及控制方法;(3)绝对危险降低率(ARR)、相对危险降低率(RRR)、需要治疗的人数(NNT)的概念、计算及意义;(4)治疗性试验结果真实性、重要性、适用性的评价方法。

2. 熟悉 (1)各期新药临床试验;(2)试验资料的整理及统计方法的选择;(3)影响临床治疗性研究质量的常见因素及处理方法;(4)系统综述证据的评价方法。

3. 了解 治疗性研究与评价的重要性及基本条件;治疗性研究与评价的样本量估计。

重点和难点内容

一、治疗性研究及其试验分期

临床试验是治疗性研究中最常见的研究方案,其中以新药临床试验居多,按照新药的不同研发阶段可以分为以下四期:

(一)Ⅰ期临床试验

Ⅰ期临床试验为初步的临床药理学及人体安全性评价,是在大量实验室研究与动物实验基础上,将新疗法开始用于人类的试验,是进行人体新药临床试验的起始期。目的在于了解剂量反应与毒性,进行初步的安全性评价,主要研究人体对新药的耐受性及药代动力学,了解药物在人体内的吸收、分布、消除的规律,以提供初步的给药方案。受试对象一般为健康志愿者,在特殊情况下也选择病人作为受试对象,如肿瘤患者。Ⅰ期临床试验的样本量为 20 ~ 30 例。

(二)Ⅱ期临床试验

Ⅱ期临床试验主要对新药的有效性、安全性进行初步评价,以确定药物的疗效适应证,了解药物的毒副反应,确定给药剂量。一般采用严格的随机对照试验,以平行对照为主。通常应该与标准疗法进行比较,也可以使用安慰剂。需注意诊断标准、疗效标准的科学性、权威性和统一性。要根据试验目的选择恰当的观测指标,包括诊断指标、疗效指标、安全性指标。选择指标时,应注意其客观性、可靠性、灵敏度、特异性、相关性和可操作性。参照临床前试验和I期临床试验的实际情况制定药物的剂量研究方案。应有符合伦理学要求的试验中止标准和退出标准。对不良事件及不良反应的观测、判断和及时处理都应作具体规定。应有严格的观测、记录及数据管理制度。试验结束后，对数据进行统计分析，评价药物的安全性、有效性、使用剂量等。II期临床试验的对象为患者，试验组和对照组的例数都不得低于 100 例。

(三) III期临床试验

III期临床试验是II期临床试验的延续，为扩大的、多中心随机对照临床试验，旨在进一步验证药品的有效性和安全性，评价利弊，最终为药物注册申请的审查提供充分的依据。可根据试验目的调整受试者的入选标准，适当扩大特殊受试人群，进一步考察不同对象所需剂量及其依从性。III期临床试验的试验例数一般不低于 300 例，对照组与治疗组的比例不低于 1：3，具体数量应符合统计学要求。

(四) IV期临床试验

IV期临床试验也称上市后监测研究，为新药的上市后研究。旨在评估药物在更大范围、长期的实际应用中的疗效以及监测不良反应，特别是罕发、严重的不良反应事件。此外，还应进一步考察对患者经济水平与生存质量的远期影响。IV期临床试验应在多家医院进行，观察例数通常不少于 2000 例。

临床试验的样本量除满足上述最低标准外，还需要同时满足统计学要求。由于新药临床试验是应用尚在研究中的新药，在人体进行的安全、有效性评价，故研究者对受试者的安全负有重要责任。因此需要在国家批准认证的药物临床试验机构 (GCP) 进行。

新药临床试验在实施过程中多采用多中心临床试验的方式。除此之外，治疗性研究也可以采用社区干预试验或现场试验的方式。

二、治疗性研究的设计要素及方法

一项高质量的临床治疗性试验的前提，必须要有良好的选题和明确的研究目的。基于研究目的明确研究方案、设立指标、方法及统计分析手段。

临床治疗性研究的选题应具有一定的创新性和实用价值。题目可以来源于基础研究的提示，也可以是动物实验结果在人体的进一步验证，更多的是来源于临床医生的实际观察和总结以及来自对人群流行病学的调查和研究。无论来自于哪方面，其创新性、实用性和可操作性是必不可少的，而且一定要满足伦理学要求。

在立题过程中，不要匆忙立题，可以反复酝酿思考，与合作者不断进行充分讨论、评价，进一步把握研究问题的关键内容，以保证能够顺利完成研究的任务目标。同时还需要关注采用什么样的方法、策略和技术路线来研究解决问题。

治疗性研究与其他临床研究设计内容类似，主要包括以下几个方面要素：

(一) 选择研究方案

治疗性研究有多种方案可以选择，但从研究的质量方面考虑，多选择试验性研究方案，如平行对照设计、交叉对照设计等，但从临床实用性方面考虑，还可以采用非试验性的研究，如队列研究、病例对照研究等。

1. 试验性研究方案　试验性方案包括随机对照试验 (randomized controlled trial, RCT)、单病例随机对照试验 (N of 1 RCTs)、交叉试验 (cross-over design, COD)、前 - 后对照试验 (before-after study)、非随机对照试验 (non-randomized controlled trial, NRCT)、历史对照试验 (historical control trial, HCT)、序贯试验 (sequential trial) 等。

2. 非试验性研究方案　代表性方案有队列研究(cohort study)和病例对照研究(case control study),由于属于非试验性研究,其证据强度要弱于试验性的研究。

3. 近年新的试验方案:适应性设计、成组序贯设计、析因设计等。

(1) 适应性设计(adaptive design):是指在临床试验开始后,根据试验中已经积累的信息,动态修改试验设计的某些方面,但又不破坏试验有效性、安全性和完整性的一种试验设计。对试验设计的修改可在一个方面,也可在多个方面。

适应性设计可包括:试验组和对照组入组分配方式的改变,如由固定区组分配变更为动态随机入组分配;受试者入组数量的改变,如样本量的重新计算;试验终止条件的改变,如根据期中分析结果提示有效或无效性而提前终止试验;统计分析方法,临床终点的改变等。

适应性设计可加快研究的速度和提高研究的真实可靠性,但值得注意的是:试验的修改是否会引起Ⅰ类错误增大以及是否会导致研究结果难以解释。因此,对方案的任何修改都需谨慎,防止可能引入的偏倚而影响结论的准确性。

(2) 成组序贯设计(group sequential design):是把整个试验分成若干个连贯的分析段,每个分析段病例数可相等也可不等,但试验组与对照组的病例数比例应与总样本中的比例相同。每完成一个分析段,即对主要指标(包括有效性和/或安全性)进行分析,一旦可做出结论即停止试验,否则继续进行。如果到最后一个分析段仍不能拒绝无效假设,则作为差异无统计学意义而结束试验。

成组序贯设计主要用于:怀疑试验药物有较高的不良反应发生率时,可用此设计较早终止试验;试验药疗效较差时,用此设计可因药物无效而提前终止试验;或试验与对照的疗效相差较大而但病例稀少时或者临床观察时间过长也可适用。

成组序贯设计的优点是当试验药物与对照药物之间确实存在差异时,可较早地得到结论,从而缩短试验周期。但要注意Ⅰ类错误增加,同时由于需要进行多次期中分析,要全程保持盲态,以免引入新的偏倚。

(3) 析因设计(factorial design):是将两个或两个以上因素及其不同水平进行排列组合、交叉分组的试验设计,可探讨各因素作用以及各因素间的交互作用,又称交叉组设计。

在治疗性研究中,主要是通过试验药物剂量的不同组合,对两个或多个试验用药同时进行评价,这样不仅可检验每个试验用药不同剂量间的差异,而且可检验各试验药物间是否存在交互作用,或探索两种药物不同剂量的适当组合。

除上述方法外,近几年实效性研究在治疗性研究中也受到广泛关注,并逐渐在研究中被应用,如实效性RCT。

(二) 选择研究对象和样本量估算

1. 研究对象的入选　首先需要明确研究对象的来源,包括是哪一级医院,是门诊患者还是住院患者。明确符合公认的临床诊断标准,同时根据研究目的和要求,设置合适的纳入标准及排除标准,以保证入选对象具有较高的同质性和代表性,有利于减少偏倚的发生,获得准确的研究结果。在设置排除标准时,应特别明确不宜使用该药的人群,如心、肺、肝、肾功能不全者和小儿、孕妇、哺乳期妇女、计划近期怀孕者等;同时对该类药物过敏和其他不宜参加这项研究者,如依从性差、参与了其他药物临床试验的受试者也应排除。但要注意:纳入标准的制订不宜过严,排除标准也不宜过多,否则就可能影响研究结果的外推性及适用性。

此外,根据医学伦理学的原则,凡参加临床试验者,都要签署知情同意书。如某一新型抗生素治疗急性细菌性感染的疗效研究中,设置的纳入标准包括:年龄18～65岁的住院或门诊患者(慢性支气管炎急性发作部分患者年龄可放宽至70岁)、性别不限、经临床和实验室检查确诊为细菌感染、试验前未用过其他抗生素治疗或经其他抗生素治疗无效而细菌学检查为阳性并单独用此药治疗者、签署了知情同意书的受试者。并同时规定了排除标准：如对抗生素有过敏史者；严重心、肝、肾功能不全者；有精神、神经系统疾患以及晚期肿瘤患者；妊娠、哺乳期妇女；依从性差或病情严重，不能完成试验者等。

2. 样本量估算 临床治疗性研究需要有足够的样本数，以确保对所提出的问题给予一个可靠的回答。样本的大小通常以试验的主要疗效指标来确定，如果需要同时考虑主要疗效指标外的其他指标时，应明确说明其合理性。

一般来说，在样本量的确定中应该明确以下相关因素：研究的设计类型、主要疗效指标的定义、临床上认为有意义的差值或者率、检验统计量、检验假设中的原假设和备择假设、Ⅰ类和Ⅱ类错误率以及可能脱落率等。

(三) 研究对象的随机化分配及设盲

合格的受试者一旦入选临床试验，需进一步实施随机化分组，以保证每位受试者均有同等的机会被分配到试验组或对照组中，基本保证各种影响因素（包括已知和未知的因素）在处理组间的分布趋于相似。随机化方法包括简单随机、区组随机、分层随机等，一般多采用区组随机化法或分层随机化法。如果受试者的入组时间较长，区组随机化是临床试验所必需的，这样有助于减少季节、疾病流行等客观因素对疗效评价的影响，如果药物效应会受到一些预后因素（如受试者的病理诊断、年龄、性别、疾病严重程度、生物标记物等）的影响时，可采用分层随机化，但分层因素一般不宜超过3个。临床试验较为常用的是采用中央随机化系统，也可以通过计算机产生随机序列或查阅随机数字表产生随机数字。

此外，为避免临床试验中的测量偏倚，也需要设立盲法。根据设盲的对象和范围，可分单盲临床试验（single blind method），双盲临床试验（double blind method）和三盲临床试验（triple blind method），其中以双盲试验最为常用。

随机分配方案的隐藏（allocation concealment），顾名思义就是对分配方案设盲，使研究参与者无法知晓某个患者所接受的是何种干预方案。随机分配隐藏的最佳方法是采用中央随机化系统管理受试者的入组，也可将产生的随机分配序列号用信封密封，同时还要保证试验参与者在试验过程中尽量处于盲态等。

(四) 选择试验药物或措施

试验组药物或措施首先要保证其有效性和安全性，并同时具有一定的创新性和经济性。对照组药物，可以是阳性药物对照，也可以是安慰剂对照，在选择阳性药物作为对照时，要注意判断是否满足作为阳性对照药物的条件，选择安慰剂作为对照，要注意选择研究的病种及是否违反医学伦理。无论是阳性对照药物还是安慰剂对照，试验、对照两组的药物在外观、色泽、大小等方面应相似，同时服用方法和疗程也要一致，否则会影响结果的真实性。试验药物或措施与对照药物或措施在剂量、用法、疗程、时机的设置和确定不能盲目，要有科学依据。

(五) 试验观察指标的设置

观察指标是指能反映临床试验中药物有效性和安全性的观察项目，必须在研究方案中有明确的定义和可靠的依据，不允许随意修改。在研究设计阶段，首先需要根据研究目的，严格定义与区分主要指标和次要指标，明确指标的性质（定量或定性）和特征（数量、主观或客观、终点指标或替代指标等）。

临床试验中选择的观察指标应具有良好的敏感度，较强的特异度，充分的客观性、清晰的终点指标，适当的指标数量、明确的可行性等。临床研究常用的几类指标如下。

1. 主要指标和次要指标 主要指标是研究的主要终点，能确切反映药物有效性或安全性。主要指标应根据试验目的选择易于量化、客观性强、重复性高,并且公认的指标。主要指标多为一个,但有时也可采用两个或多个主要指标。主要指标在试验进行过程中不得修改。次要指标是与次要研究目的相关的效应指标,或与试验主要目的相关的支持性指标。一项临床试验研究,可以设计多个次要指标,但不宜过多。

2. 复合指标 当单一的主要指标难以确定时,可将多个指标组合构成一个复合指标。临床上采用的量表(如神经、精神类、生存质量量表等)就是一种复合指标。

3. 替代指标 替代指标是指无法直接评价临床效果时,用另外的指标间接反映临床效果。例如对高血压患者的降压药物治疗,治疗的效果被认为是降低或延迟"终点事件"(心、脑、肾事件)的发生,但若采用此项指标评价,需要长时间的观察。而在临床研究实践中,降压药的治疗效果经常采用替代指标"血压降低值/血压达标"来评价药物的疗效,因为许多研究已经证实,将血压控制在正常范围内,可降低"终点事件"的发生。

选择替代指标为主要指标,可缩短临床试验期限,但也存在一定的风险,尤其是"新"替代指标。药物在替代指标上的优良表现并不一定代表药物对受试者具有长期的临床获益,相反,药物在替代指标上的不良表现也不一定表示无临床获益。因此在具体应用时需要仔细权衡。

4. 转化指标 在临床试验中,有时将根据临床研究的需要,将定量指标根据一定的标准转换为等级指标或将等级指标转化为定性指标,如:用药后血压降低到"140/90mmHg"以下的受试者比例(达标率)。这种指标转化的前提是要具有临床意义且已被公认。

(六) 确定干预实施方法及随访观察期

在研究设计中,需要说明试验干预方法和实施要求,建立试验药物包装、分发、转运、供应档案。设立盲法时,则有保证盲法的具体措施,以及当患者病情恶化或突发不良事件时,有紧急破盲的操作规范;同时还要建立避免沾染和干扰以及保证依从性的制度等。

临床试验中同样需要确立一个明确的随访观察期,观察期要适当、不宜过长或过短。过长会造成不必要的浪费,过短不但无法观察到远期效果,还无法观察到有效的治疗结局。观察期的确定应基于研究目的、前期基础研究结果以及临床达到治疗最佳水平所需时间等。如骨质疏松的防治性研究应考虑到骨代谢的周期较长,少于1年很难得出结果。

(七) 试验的数据管理及试验结果的整理分析

1. 试验数据的管理 临床试验方案确定后,应根据病例报告表和统计分析计划书的要求制订数据管理计划,包括数据接收、录入、清理、编码、一致性核查、数据锁定和转换等,最好采用临床试验的数据管理系统进行管理。

2. 试验结果的统计分析 与其他研究一样,临床试验也需在原始资料完整、准确的基础上,按研究目的、试验设计方案,以及资料类型选择正确的统计方法处理资料。内容包括:详细列出主要和次要指标的分析方法、亚组分析方法、中心效应;详细比较进入试验组和对照组患者的基线特征与协变量分析;失访、退出和脱落病例的情况;如何处理偏倚和缺失数据,如何解释结果的意义;如实报告试验结果的有效性、安全性等等。

习题

一、选择题

【A1 型题】

1. 在临床疗效的研究中,下列试验方案最可靠并且最常用的是( )

A. 随机对照试验　　　　B. 非随机对照试验　　　　C. 交叉对照试验

D. 历史性对照试验　　　E. 序贯试验

2. 在治疗性研究中下列**错误**的是（　　　）

A. 随机化可以使得治疗组和对照组的条件达到可比

B. 随机化是评价治疗性试验重要的标准之一

C. 无随机化隐藏研究得出的治疗效果往往小于有随机化隐藏的研究

D. 有时要考虑伦理学问题

E. 需要设立对照组

3. 治疗性研究的评价原则**不**包括（　　　）

A. 是否随机化分组　　　　　　　　　B. 是否设立对照组

C. 是否采用盲法　　　　　　　　　　D. 是否采用金标准进行比较

E. 是否实现随机化隐藏

4. 考核某新药疗效的意义和效果，以下正确的是（　　　）

A. 统计学差异有意义，临床疗效也必有价值

B. 统计学差异无意义，临床疗效也无价值

C. 统计学的意义和临床意义可以不一致

D. 统计学意义比临床意义重要

E. 临床意义比统计学意义重要

5. 与临床试验中研究对象依从性降低**无关**的项目是（　　　）

A. 治疗方案复杂性

B. 采用随机分组的方法

C. 短期治疗后，症状仍未见明显改善

D. 随访时间过长

E. 检查项目过多

6. 某治疗研究不良事件的 RRR 为 0.41%，其意义为（　　　）

A. 治疗组不良事件发生率为 41%

B. 对照组不良事件发生率为 41%

C. 治疗组与对照组比较，不良事件相对危险降低率为 41%

D. 治疗组不良事件发生率较对照组减少 41%

E. 治疗组不良事件发生率较对照组增加 41%

7. 某项临床试验治疗组和对照组的病死率分别为 20% 和 35%，则该试验的 RRR 和 ARR 分别是（　　　）

A. 15%，75%　　　　　　B. 75%，25%　　　　　　C. 35%，75%

D. 75%，15%　　　　　　E. 75%，35%

8. 某临床试验治疗组和对照组病死率分别为 20% 和 35%，则该试验 NNT 是（　　　）

A. 2　　　　　　　　　　B. 7　　　　　　　　　　C. 3

D. 5　　　　　　　　　　E. 4

9. 以下哪项是系统评价 /meta 分析质量评价的一种工具量表，用来鉴定系统评价 /meta 的质量（　　　）

A. Jadad 评分量表

　　B. Newcastle-Ottawa Scale (NOS) 文献质量评价量表

　　C. AMSTAR 量表

　　D. Cochrane 风险偏倚评估工具

　　E. NOS

二、判断题

1. 控制霍桑效应和沾染的最好方法是改善依从性。（　　　）

2. 某新药物与传统药物的研究结果 $P<0.05$，RR=2.0(1.2 ~ 4.4)，因此认为新药效果优于传统药物。（　　　）

3. ITT 分析主要是当研究中出现失访或退出时，进行资料分析时应用。（　　　）

4. 用 β 受体阻滞剂预防食管静脉出血的 RCT 研究，RRR 为 57%，说明没出过血食管静脉曲张者使用 β 受体阻滞剂首次出血发生率较对照组减少 57%。（　　　）

5. 甲、乙两种药物疗效的 NNT 各为 200、100，提示乙药的疗效可能好于甲药。（　　　）

6. NNH=10，说明每治疗 10 例患者可能有 1 例发生副作用，NNH 越大，副作用越大。（　　　）

7. 由于 meta 分析结论都是可靠的，因此其结果在证据级别中排位很高。（　　　）

三、填空题

1. Ⅲ期与Ⅱ期临床试验的主要区别点是（　　　）。

2. 用试验性研究方法研究药物疗效，其代表性的方法是（　　　），用非试验性研究方法研究药物疗效，其代表性的方法（　　　）。

3. 当研究中出现失访或退出时，最好采用（　　　）方法进行资料分析。

4. 血管紧张素转化酶抑制剂治疗急性心肌梗死实验组的病死率为 9.1%，对照组病死率为 9.7%，其 RR 为（　　　），ARR 为（　　　），其 ARR 结果说明（　　　）。

5. 应用干扰素治疗乙肝，试验组 HBeAG 转阴率为 35%，对照组 HBeAG 转阴率为 20%，ARR 为（　　　），NNT 为（　　　）。该 NNT 结果表明（　　　）。

6. 评价某种药物收益、危险比的指标是（　　　）。

四、名词解释

1. 意向治疗分析（ITT）

2. 干扰（co-intervention）

3. 沾染（contamination）

4. 向均数回归现象（regression to the mean）

5. 依从性（compliance）

6. 霍桑效应（hawthorne effect）

7. 相对危险降低率（relative risk reduction，RRR）

8. 绝对危险降低率（absolute risk reduction，ARR）

9. 需要治疗的人数（number needed to treat，NNT）

10. 受益风险比（LHH）

11. 多中心临床试验（multi-center clinical trial）

12. 适应性设计（adaptive design）

五、简答题

1. 进行临床疗效评价所应用的主要设计方案有哪些？

2. 简述临床治疗性试验进行真实性评价的内容。

3. 临床治疗性研究评价选择研究对象的基本要求是什么？

4. 请列出临床试验中常用的危险度评估指标。

5. 临床试验中产生不依从的主要原因有哪些？有哪些改善方法？

6. 临床治疗性研究中常见的偏倚有哪些？如何控制？

7. 某医生欲研究一种新的降压药是否比某种传统降压药的疗效好,将高血压患者按就诊时间分成两组,上午来就诊的患者采用新药,下午来就诊的患者用传统药,最后根据统一的疗效判定标准分析两组患者的疗效有无差别。

(1)请说出该设计方案的名字。

(2)请指出该设计方案存在的主要问题？应如何改进？

8. 某女,65岁,右侧半身无力,说话不清,发病4小时收入某院神经内科,有高血压病史15年,急诊脑部 CT 扫描没有出血和其他异常密度影,诊断为急性脑梗死。医生不知道是否应该对该患者进行溶栓治疗？

现拟运用循证知识回答此问题,请你简述主要的步骤及要点。

9. 某药厂拟进行某种新药的Ⅲ期临床试验,以安慰剂为对照组。请问:

(1)可以选用哪种最优设计方案？

(2)该方案的要点有哪些？

(3)有哪些方法可以控制研究中可能产生的各类偏倚？

参考答案

一、选择题

【A1 型题】

1. A　　2. C　　3. D　　4. C　　5. B　　6. C　　7. D　　8. B　　9. C

二、判断题

1. ×　　2. ×　　3. √　　4. ×　　5. ×　　6. ×　　7. ×

三、填空题

1. 样本量增加

2. RCT,队列研究

3. 意愿治疗分析

4. 0.94,0.6%,用血管紧张素转换酶抑制剂治疗急性心肌梗塞使病死率降低了 0.6%

5. 15%,7,用干扰素治疗 7 位乙肝患者才能出现 1 例转阴患者

6. 利弊比

四、名词解释

1. 意向治疗分析 (ITT):ITT 分析是将所有纳入随机分配的病人,不管最终是否接受到分配的治疗,在最后资料分析中都应按随机分配方案统计,以保证结论更真实可靠。

2. 干扰(co-intervention):干扰是指试验组或对照组的对象额外地接受了类似试验药物的某种有效制剂,从而人为地夸大了疗效的假象。

3. 沾染(contamination):沾染是指对照组患者额外地接受了试验组的药物,人为地夸大了对照组疗效的现象。

4. 向均数回归现象(regression to the mean):有些测试指标在初试时有些患者可以在异常水平,

然而,在未干预或无效治疗的条件下复试,可能有些回复到正常水平。

5. 依从性(compliance):是指纳入观察的对象按照研究设计要求执行医嘱客观反应的程度。

6. 霍桑效应(hawthorne effect):是指在研究过程中,研究者对自己感兴趣的研究对象较对照者往往更为关照和仔细;而被关照的患者对研究人员又极可能 报以过分的热情,更多地向医生报告好的结果。

7. 相对危险降低率(relative risk reduction,RRR):(RRR)=(P-A)/P×100%(P:对照组的事件率,如病死率;A:试验组的事件率)。此值的大小表示试验组比对照组治疗后有关临床事件发生的相对危险度下降的水平。

8. 绝对危险降低率(absolute risk reduction,ARR):ARR=P-A(%)(P:对照组的事件率,如病死率;A:试验组的事件率)。此值意味着试验组临床事件发生率与对照组相同事件率的绝对差值,其值越大,临床效果的意义越大。

9. 需要治疗的人数(number needed to treat,NNT):即为挽救一个病人免于发生严重的临床事件如卒中或急性心肌梗死或者死亡,需要治疗具有发生这些事件危险性的患者的人数。NNT=1/ARR。

10. 受益风险比:对同一试验中有利和不利事件都进行评价后,可求出该防治措施的收益风险比,即该防治措施的利弊比,以综合评价防治措施给受试者带来的收益与风险关系。LHH=NNH/NNT。

11. 多中心临床试验:是指由一个或几个单位的主要研究者总负责,多个单位的研究者合作,按同一方案进行的临床试验;各中心同期开始与结束试验,具有试验时间短、研究范围广、样本代表性好、结论外推性强等特点。

12. 适应性设计:适应性设计是指在临床试验开始后,根据试验中已经积累的信息,动态修改实验设计的某些方面,而不破坏试验的有效性、安全性和完整性的一种试验设计。对试验设计的修改可以是一个方面,也可以是多个方面。

五、简答题

1. 答:临床疗效评价的基本设计方案是临床试验,即试验性研究。按照对照设立方法,可分为:随机对照试验,交叉对照试验,非随机同期对照试验,历史对照试验,自身前后对照试验及单病例随机对照试验等,其中以随机对照研究论证强度最高。有时也会采用非试验性研究方案,如队列研究等。

2. 答:(1)治疗性研究是否为真正的随机对照试验:①是否采用了真正的随机方法? 要注意是否交代了具体的随机方法,是否存在随机分配隐匿,是随机还是随意。②是否采用了盲法? 意是否交代了具体的"盲"法,实施的是单盲、双盲或三盲? 阐明试验过程是否按盲法操作等。③组间基线状态的可比性如何? 如果存在组间基线状态的不一致性,则要注意是否作了分层比较或校正。④伴随的辅助治疗是否对结果有影响? 此外,还要注意考证有无"干扰"及"沾染"的影响。

(2)治疗性研究是否报告了全部研究结果。包括疗效及可能产生的不良反应。

(3)治疗性试验是否对纳入对象全部完成了所有治疗。应在报告中反映被纳入研究的全部病例。

3. 答:首先对研究对象要求必须符合公认的临床及有关金标准诊断;同时根据研究目的,进一步拟定严格的纳入标准及排除标准,纳入标准的制订不宜过严,排除标准也不宜过多;还应确定病例的来源;此外,根据医学伦理学的原则,对参加临床试验的对象,都要征得本人的知情同意。

4. 答:常规指标包括治愈率、有效率、好转率、病死率、复发率、致残率等;除此之外还有广泛应用的危险度,相对危险度,相对危险度减少,绝对危险度减少,预防一次不良结果事件所需治疗的病人数。

5. 答:不依从原因有:病人本身的原因;医疗方面的原因;社会、家庭及经济原因。改善的方法包括:加强疾病知识和健康意识的教育;改善医疗的各个环节;改善医疗的服务质量,保持良好的医患关系;社会和家庭支持;签订合约。

6. 答:(1)选择性偏倚:可以采用随机、设立对照、严格纳入和排出标准等方法加以控制。(2)测量性偏倚:采用盲法和客观指标。(3)安慰剂效应:控制的方法是采用严格的随机对照设计并同时实施盲法。(4)霍桑效应:控制霍桑效应的最好方法是严格实施盲法。(5)干扰:最好的控制方法就是尽可能减少其他药物的使用,若难以控制则尽可能保证给试验组和对照组同样的“干扰”药物。(6)沾染:控制的方法是在试验设计时应该加以限制并在试验过程中加强质量控制,特别是要保证“盲法”的实施。(7)向均数回归现象:克服的办法是可以采取对同一个体的有关测试指标在相同条件下,不同时间内多次测定,取均值以排除其干扰。(8)失访偏倚:克服的方法是提高随访率或者采用 ITT 分析。(9)依从性:解决依从性问题最主要的方法是使病人充分理解试验目的、要求及参加这项试验的意义,使病人在理解的基础上给予合作。此外,还必须同时加强试验工作的管理,从客观上减少不依从的可能性。

7. 答:(1)半随机对照试验;(2)用上、下午就诊时间进行分组,并非真正的随机化,医生和病人可以根据就诊时间知道入组情况。同时病例在两组的病情轻重及其他特征可能有所不同,使得两组的可比性较差,结果不真实可靠。

可以采用真正的随机化方法,如随机数字表或用计算机产生等方法。

8. 答:(1)确定拟解决的临床问题:疑难、重要、提高。

(2)检索有关的医学文献(结合题目):关键词、书刊检索、电子(手工)检索;检索高质量证据(比如系统综述、meta 分析、RCT 等)。

(3)进行严格的文献评价:真实性、实用性;不同证据需要不同评价方法;二人评价;偏倚。

(4)依据证据作出最佳决策:证据得到肯定,临床应用;无效或有害,临床应用停止/废弃效果;难以确定;进一步研究;遵循证据基础上务必结合患者自身情况或意愿。

9. (1)答:多中心临床试验 RCT。

(2)答:诊断、纳入、排除标准及结局判定标准是否准确(病例选择的代表性和可比性);随机分组、设立安慰剂对照、实施盲法(最好结合实例);多中心临床试验需要严密的质量控制。

(3)答:①选择偏倚(随机化、设立对照、严格诊断标准、提高应答率等);②测量(信息)偏倚(采用盲法收集资料、收集客观指标的资料、广泛收集各种资料、保证研究人员的科学态度、提高依从性);③混杂偏倚(限制、配比、随机化、分层、标准化、多因素分析等)。

(时景璞　吴晓梅)

第十一章

疾病预后的研究及评价与循证实践

学习目标

1. 掌握　预后研究常用结局评价指标,常用的设计方案及偏倚和处理方法。
2. 熟悉　预后研究文献的评价原则。
3. 了解　研究中常用的统计方法。

重点和难点内容

一、疾病预后的概念

重点掌握预后的定义和预后因素的定义。

二、疾病预后研究中常用的结局指标

重点掌握各种结局评价指标,难点是对于 DFS 和 PFS 的理解。

三、疾病预后研究设计方案

重点掌握预后研究可以有多种设计方案可以应用,但是不同设计方案的结论可靠性可能不同。难点在于预后研究设计时需要注意的多项原则,如研究对象的起始点、代表性、随访率等均可能影响研究结论的可靠性。

四、疾病预后研究统计学方法

重点掌握生存分析是比较特殊的统计方法,包括各种率、生存时间、预后因素的分析。难点在于多因素预后分析,如 COX 回归方法的应用。

五、预后研究中常见的偏倚及其处理方法

重点掌握预后研究中可能存在多种偏倚,如何控制偏倚。难点在于如何识别偏倚,选择各种不同的方法加以控制。

六、疾病预后研究的评价原则

重点掌握文献评价的 9 条原则,特别是对真实性的评价。难点在于如何综合判断一篇文献的真实性,不同文献有矛盾时如何解释。

习题

一、选择题

【A1 型题】

1. 有一队列研究欲研究儿童医院内首次发热性惊厥儿童的 1 年惊厥复发率,比较感染性发热与其他原因发热的惊厥复发率。有一些儿童再次发生惊厥时不去这家医院诊疗。下列哪项最可能影响研究结果?( )

　　A. 有些儿童失访

　　B. 离开研究队列的时间点

　　C. 失访儿童是否与预后相关

　　D. 在感染性发热组与其他原因发热组失访数量是否相同

　　E. 进入队列研究的时间点

2. 有一队列研究比较前列腺癌手术和非手术治疗后尿失禁的发生率,根据病历资料判断是否有尿失禁,下列**不属于**测量性偏倚的是 ( )

　　A. 患者更愿意向手术医师报告尿失禁

　　B. 手术医师一般不愿意在病历中记录手术的并发症

　　C. 手术的患者需要频繁地随访

　　D. 病历阅读医师根据自己的判断标准来判断是否存在尿失禁

　　E. 手术患者发生尿失禁的比例较高

3. 欲研究某一少见的神经系统疾病的临床过程,研究患者的临床特征、治疗、现在疾病状态,患者来自专科医院。采用哪种研究设计比较好?( )

　　A. 队列研究　　　　　　B. 病例对照研究　　　　　　C. 病例分析

　　D. 横断面研究　　　　　E. 随机对照试验

4. 进行 100 例心力衰竭患者的生存分析,在 3 年中有 60 例患者属于删失,下列**不属于**删失原因的是( )

　　A. 在 3 年内死于其他疾病　　　　　　B. 患者退出研究

　　C. 患者罹患了其他更致命的疾病　　　D. 患者随访时间不足 3 年

　　E. 患者死于心力衰竭

5. 下列研究**不能**用于预后研究的是 ( )

　　A. 患病率调查　　　　　B. 生存分析　　　　　　C. 病例对照研究

　　D. 队列研究　　　　　　E. 随机对照研究

6. 有关生存曲线的描述正确的是 ( )

　　A. 如果有患者失访时,是对生存事件的无偏估计

　　B. 从零点开始对生存率的估计

　　C. 失访结束后仍然存活的研究对象的比例

    D. 离开队列的人数的率

    E. 估计研究队列将来的累积生存率

7. 下列样本更适合用于预后研究的是（　　　）

    A. 社区人群　　　　　　　　　　　　B. 社区医院的门诊患者

    C. 社区医院的住院患者　　　　　　　D. 专科医院的患者

    E. 取决于研究结果的使用者

8. 为了研究多发性硬化症的临床过程,研究者随访了已经完成的随机对照临床试验的患者,患者来自三级医院,在确诊时入组,符合统一的诊断标准。10 年期间,每年随访患者。10 年后 40% 患者仍然能够行走。下列哪项影响研究的可信性?（　　　）

    A. 零点不一致　　　　B. 结论的普遍性　　　　C. 测量偏倚

    D. 迁移偏倚　　　　　E. 没有采用生存分析

【B 型题】

(9 ~ 11 题共用备选答案)

    A. 样本偏倚　　　　　　B. 集合偏倚　　　　　　C. 易感性偏倚

    D. 混杂偏倚　　　　　　E. 测量偏倚

9. 当队列研究结局的观察指标带有主观因素时,容易产生什么偏倚?（　　　）

10. 当研究对象均来自专科医院时,容易产生什么偏倚?（　　　）

11. 治疗方案对研究结局有影响,而年龄也对疾病结局有影响,同时年龄大小又会影响治疗方案的选择,这时候容易产生什么偏倚?（　　　）

二、简答题

阅读预后研究的文献时需要注意哪些原则?

参考答案

一、选择题

【A1 型题】

1. C　　2. E　　3. C　　4. C　　5. A　　6. B　　7. E　　8. B

【B 型题】

9. E　　10. B　　11. D

二、简答题

答:从真实性、精确性和实用性几个方面对文献进行评价。具体包括:1. 观察预后的研究对象是否都处于同一起始队列? 2. 研究的对象是否能代表被研究疾病的目标人群? 3. 随访时间是否足够? 随访是否完整? 4. 判断结局有无客观标准,是否采用了盲法? 5. 是否对影响预后研究的重要因素进行了统计学的校正? 6. 预后研究的报告结果是否完整? 7. 研究结果的精确性如何? 8. 我们自己的病人是否与文献报道的病人非常不同? 9. 研究结果是否有助于治疗方案的制订及是否有助于对患者及其亲属做出解释?

（王小钦）

第十二章

临床实践指南的制定与评价

学习目标

1. 掌握　循证临床实践指南的定义,应用指南的原则。
2. 熟悉　查找指南的网络资源,评价指南质量的 AGREE II 工具。
3. 了解　指南制定的方法。

重点和难点内容

一、概述

重点掌握临床实践指南的概念,难点在于如何查找循证指南。

二、临床实践指南制定的方法与流程

重点熟悉和了解循证指南的制定流程,难点在于循证指南的制定是一个很复杂的过程,是一项需要团队合作的工程。

三、临床实践指南的评价

重点熟悉临床指南的评价工具 AGREE II 的基本内容,难点在于 AGREE II 内容比较多,评价标准很难把握。

四、临床实践指南应用的原则和方法

重点掌握和熟悉临床实践指南的应用原则,难点在于如何灵活运用临床实践指南于具体的临床问题。

习题

一、选择题

【A1 型题】

1. PICO 问题形式适用于（　　）

    A. 治疗问题　　　　　　　B. 病因问题　　　　　　　C. 诊断问题

    D. 预后问题　　　　　　　E. 都可以

2. 正式的专家共识制定法,常用的方法有（　　）

    A. 由 1 ～ 3 名专家执笔和讨论　　　　B. 专家开会自由讨论

    C. 根据系统综述的方法进行证据合成　　D. 名义群体法

    E. 根据 GRADE 证据分级系统形成推荐意见

3. 牛津循证医学中心证据分级系统中,回顾性队列研究属于什么证据?（　　）

    A. 1　　　　　　　　B. 2　　　　　　　　C. 3

    D. 4　　　　　　　　E. 5

4. 在 GRADE 证据分级系统和推荐强度中,1C 代表什么?（　　）

    A. 1 级证据来源,C 级推荐等级　　　　B. 1 级证据来源,3 级推荐等级

    C. 弱推荐等级,C 级证据来源　　　　　D. 强推荐等级,C 级证据来源

    E. 弱推荐等级,3 级证据来源

5. 关于 AGREE Ⅱ指南质量评价工具,正确的是（　　）

    A. 共有 6 个条目　　　　　　　B. 共有 23 个评价的领域

    C. 共有 28 个评价条目　　　　　D. 共有 23 个条目和 2 个总体评价条目

    E. 每个领域的评分可以相加,计算总分

【B 型题】

(6 ～ 7 题共用备选答案)

    A. 原始研究　　　　　　B. 原始研究摘要　　　　　C. 系统综述

    D. 系统综述的摘要　　　E. 临床实践指南

6. Haynes 教授提出了支持循证卫生决策的循证医学证据结构的"6S"模型中,什么是模型最底层的研究?（　　）

7. "6S 模型"中什么是第 5 层的循证证据?（　　）

二、简答题

为什么需要制定临床实践指南?

参考答案

一、选择题

【A1 型题】

1. E　　2. D　　3. C　　4. D　　5. D

【B 型题】

6. A　　7. E

二、简答题

答:制定临床指南的目的是提高医疗水平,降低医疗费用。临床指南可以:①减少不同医疗机构和不同医师间医疗实践中的不恰当差异;②提高医疗质量、改善临床结局;③概述研究发现的结果,并使临床决策透明化;④促进卫生资源的合理高效利用,从而减少患者的医疗费用;⑤区分医学研究结果的优先次序,作为医疗保险的凭证;⑥有助于医务人员的终身继续教育。

(王小钦)

第十三章

循证医学的个体化实践

学习目标

1. **掌握** 临床最佳证据的特性(真实性、重要性、适用性、时效性);循证医学实践中个体化原则。
2. **熟悉** 证据指标重要性分级;牛津证据分级与推荐强度。
3. **了解** 利弊比(likelihood of being helped VS harmed,LHH)。

重点和难点内容

最新最佳证据的定义及特征

循证问题无外乎涉及病因、诊断、治疗、预后等问题,当找到证据后,按照病因、诊断、治疗和预后证据的原则进行科学性评价。实践循证医学的临床研究证据,应该是最新最佳证据(current best evidence)。按照临床流行病学和循证医学的标准和原则,最新最佳证据应具备以下特征:

(一)真实性

证据的真实性(validity)指研究结果与实际真实值的符合程度。由于研究设计、实施和评价过程有诸多影响因素,导致研究结果或多或少与实际真值之间存在偏差,这就是为什么同样的研究设计会得出不同结论的原因。为避免伪证据或夸大效果的研究结论对临床诊治方案的影响,对拟采用的证据首先要评价其真实性。比如,研究报道某种药物治疗高血压效果显著,但对其分析评价后发现,纳入的研究对象缺乏严格的诊断标准,设立的对照组与试验组基线不可比,研究结果即便有统计学意义,仍留有疑问,究竟是药物的真实降压效果还是由于选择偏倚造成的,能否用于临床实践就值得推敲了。一项原始研究证据的真实性如何,应从以下几方面进行严格评价:①设计方案是否科学合理,对照组设立是否恰当;②研究对象的诊断标准及其纳入和排除标准是否明确;③组间基线是否可比、干预措施和方法是否科学有效和安全;④终点指标是否确切、恰当;⑤干预措施实施及结果测量、分析和报告是否采用盲法;⑥研究有无偏倚存在及是否采取了防控措施;⑦患者的依从性如何,随访是否充分;⑧资料收集、整理、统计分析方法是否合理等。

然而证据真实程度如何是无法直接度量的,只能间接推断。在任何一个临床研究中都会遭受选择偏倚、测量偏倚、实施偏倚、随访偏倚以及报告偏倚的影响,导致结果失真。因此评价证据的真实性,实际上是评价临床研究发生偏倚的风险大小,如果偏倚风险小,则可判定证据的可信度高,相反,如果发生偏倚的风险大,则证据可信度大打折扣。

(二) 重要性

证据的重要性(importance)指其临床价值和意义。重要性评价应建立在证据真实的基础上,否则不真实的证据就没有重要性可言。不同类型的研究证据,重要性有着不同的表达形式。采用定性和量化的指标将有助于判断证据的重要程度。如按照 GRADE 系统分级系统的评级方法,围绕证据指标本身的重要性及其临床实际价值等,采用三类 9 级法判断证据对患者的重要程度。第一类 (7 ~ 9 级)为影响决策的关键且重要证据指标;第二类 (4 ~ 6 级)为影响决策的重要但非关键证据指标;第三类 (1 ~ 3 级)为对决策者和患者影响不大的证据指标(表 13-1)。

表 13-1　证据指标重要性分级

分级	重要性	临床决策价值及意义
9	关键且重要结局指标(7 ~ 9 级)	影响决策的关键结果
8		
7		
6	重要但非关键结局指标(4 ~ 6 级)	影响决策的重要但非关键结果
5		
4		
3	不重要结局指标(1 ~ 3 级)	对决策影响不大的结果
2		
1		

再如,围绕临床问题的属性,证据又可分为:诊断证据、病因证据、防治证据、预后证据、临床经济学研究证据等。不同类别证据,所选用指标和临床重要性的判定标准各有所侧重。

(三) 适用性

获得真实、重要的证据后,还需要进一步评价其适用性如何。如证据能直接用于治疗我的患者吗?是否考虑了临床所有重要的结果?利弊分析如何?是否利大于弊?

任何最佳证据的应用和推广,都必须结合患者的实际情况、医疗条件、医务人员的知识技能水平、患者的接受程度以及社会经济状况的承受能力等。

来源于不同国家和地区的临床研究证据,由于人种及生物学上的差异,可能导致不同反应的出现;社会文化背景的差异可能影响证据的接受和推广;经济发展水平对新技术和新药物的应用有着明显的促进或制约;医务人员的知识水平和医疗条件在不同国家和地区的差异也会影响证据的使用。对来源于不同国家和地区的临床研究结果,其引用要充分考虑上述的差异,一定要结合个体患者的特点,具体分析相关证据的应用价值及可行性,不能盲目照搬。

(四) 时效性

临床研究的动力源泉源自临床实践中不断发现的新的临床问题。不论是对病因的探索、对疾病诊断准确性的渴求,还是对疾病良好结局的期许都会促进临床研究者们不断地围绕临床需要解决的难点和热点问题展开深入研究,以进一步完善和拓展现有的证据,甚至否定现有证据。临床医生正是在不断地发现问题、提出问题和解决问题的过程中,对问题的认识更趋于真实,促进了临床医学的不断发展以及临床医生自身水平的不断提高。

习题

一、选择题

【A1 型题】

1. 循证实践的个体化原则是(　　　)

   A. 证据为上,取决于证据的级别及其利弊分析结果

   B. 个体为上,取决于个体生物学特征、病理生理学特征

   C. 证据为主,同时兼顾个体意愿、医疗环境及社会 - 心理及经济因素等

   D. 证据为主,特别是证据的真实性、重要性和适用性

   E. 证据为主,同时兼顾其社会 - 心理及经济特征

2. 系统评价证据质量降级,可**不考虑**的因素是(　　　)

   A. 偏倚发生风险高　　　　B. 间接结果　　　　　　C. 结果不一致

   D. 精度较差　　　　　　　E. 阴性结果

3. Meta 分析 / 系统评价中下列指标可直接用作个体化实践的依据的是(　　　)

   A. RR　　　　　　　　　　B. RRR　　　　　　　　　C. ARR

   D. NNT　　　　　　　　　E. RD

4. 个体化循证实践中,**很少**考虑的来源证据是(　　　)

   A. 临床实践指南　　　　　　　　　　　　B. 质性研究及其系统评价

   C. 患者价值观调查　　　　　　　　　　　D. 离体 / 动物实验证据

   E. 观察性研究证据

5. 循证个体化实践成功的关键要素,可**不考虑**(　　　)

   A. 临床医生的水平和能力

   B. 患者的意愿和价值观

   C. 证据质量

   D. 患者具体的人文和疾病生物学特征

   E. 阳性结果

6. 循证个体化实践的证据源中,优先考虑的是(　　　)

   A. 基于 RCT 的系统评价　　　　　　　　B. 大型多中心的 RCT

   C. 循证实践指南　　　　　　　　　　　　D. 专家意见

   E. 效应量大的临床研究证据

7. "RCT 作为干预性研究的金标准方案,其设计最严谨,纳排标准最苛刻严格,结果估计最精确,因此,RCT 是个体化实践的最佳证据",该说法(　　　)

   A. 正确,RCT 证据的外部真实性高

   B. 正确,RCT 样本代表性高,结果外推不受限制

   C. 正确,RCT 证据质量最佳

   D. 不正确,RCT 在高度控制的人工环境完成,可能与临床实际脱节

E. 不正确,真实世界研究证据才是个体化实践的最佳证据

【A2 型题】

8. "绝经期妇女激素替代治疗(hormone replacement treatment HRT)在降低潮热、出汗、失眠、情绪改变、生殖道萎缩、尿频尿急和骨质疏松方面的效果已被大量的随机对照试验证实并被临床广泛接受,其在预防心血管疾病、老年痴呆方面的作用,也逐渐被发现。同时激素替代治疗能降低总胆固醇、LDL,提高 HDL 水平等,以及血管保护作用,但在一级预防中心脑血管病风险反而增加了 29%,二级预防中非致命性心肌梗死和心脑血管死亡在 HRT 组和对照组之间并无统计学差异,这些后续研究结果让盲目热衷于 HRT 预防心脑血管疾病的热情降温"。综合上述论述,对于一个前来就诊的绝经期妇女,是否推荐 HRT(　　　)

　　A. 强烈推荐,HRT 利大于弊

　　B. 弱推荐,尊重患者的意愿而决定

　　C. 强烈不推荐,HRT 弊大于利

　　D. 弱不推荐,尽管"获益"证据质量级别高,但"有害"证据尚有争议

　　E. 暂无意见,需进一步补充证据、综合利弊、结合患者具体特征 / 意愿而定

【X 型题】

9. 临床最佳证据的特征,包括(　　　)

　　A. 真实性　　　　　　B. 重要性　　　　　　C. 适用性

　　D. 经济性　　　　　　E. 时效性

10. 原始研究证据的真实性评价,主要从以下哪些方面进行(　　　)

　　A. 研究的设计方案是否合理,是否设立恰当的对照组

　　B. 研究对象的诊断标准及其纳入和排除标准是否明确

　　C. 组间的基线是否可比

　　D. 终点指标是否确切、恰当

　　E. 研究结果是否有统计学意义

二、简答题

1. 简述循证医学证据包括哪些种类?

2. 评价和表述病因及危险因素研究证据的临床意义或价值的指标有哪些?

参考答案

一、选择题

【A1 型题】

1. C　　2. E　　3. D　　4. D　　5. E　　6. A　　7. D

【A2 型题】

8. B

【X 型题】

9. ABCDE　　　　10. ABCD

二、简答题

1. 答:循证医学证据包括临床实践指南,系统综述,随机对照临床试验,队列研究,病例对照研究,病例分析,病例报告等。

2. 答：对于病因及危险因素研究证据，常采用事件发生率（event rate，ER），相对危险度（relative risk，RR），归因危险度（attribute risk，AR），病因学分数（etiologic fraction，EF），比值比（odds ratio，OR），绝对危险增高度（absolute risk increase，ARI），相对危险增高度（relative risk increase，RRI），暴露多少研究对象可导致一例发病（number needed to harm，NNH）。

（康德英　刘续宝）

第十四章
临床决策分析

学习目标

1. 掌握　Markov 模型的原理;Markov 模型的分析步骤。
2. 熟悉　决策分析的实施步骤;决策分析的局限性。
3. 了解　临床决策的模式;临床决策的具体分型。

重点和难点内容

一、概述

1. 决策(making decision)　是基于不确定性的问题,通过一些方法与手段,从众多备选方案中选定最优方案的一个过程。

2. 决策分析(making decision analysis)　则是通过决策模型再现问题、利用概率和结局估计值等,帮助确定最佳行动方案的一个过程。

3. 临床决策分析(clinical decision analysis,CDA)　是指由医务人员参与实施的、针对疾病的诊断和防治过程中风险与获益的不确定性,通过查阅文献资料,充分掌握证据,特别是在掌握最新最佳证据的基础上,结合以往临床经验和患者的实际情况,分析比较两个或两个以上可能的备选方案,从中选择最优者来进行临床实践的决策过程。

二、决策分析的实施具体步骤

1. 决策问题的确认
2. 决策问题的结构化
3. 相关证据及信息的检索与收集
4. 确定最终结局的效用值

三、Markov 模型

(一) Markov 模型原理

将所研究的疾病按其对患者健康的影响程度划分为几个不同的健康状态 (Markov state),并结合各个状态在一定时间内相互转换的概率,以及每种状态下的资源消耗以及健康结果,通过循环运算,估计出疾病的结局以及医疗成本。各个 Markov 状态通常按照临床规律进行彼此间的"互动"转换。Markov 模型多用于:临床干预措施的评价,临床试验结果的外推,药物经济学评价和疾病筛查措施的评价等。

(二) Markov 模型的分析步骤

1. Markov 状态的设定。将临床问题进行分解,根据研究目的确定各种疾病的状态,从而设定相关的 Markov 状态。对各种疾病状态的逻辑表现形式,可以借助 Markov 树(Markov tree)来表达。各种状态之间的转换必须符合逻辑和临床实际。

2. 基础信息的搜集。即各种状态之间转换概率以及循环周期的确定。

3. 各种状态效用值的确定。

4. Markov 模型的综合分析。

5. 敏感性分析。同决策树模型一样,Markov 模型也应进行敏感性分析,以判断分析结果的稳健性。

四、决策分析的局限性

决策分析作为一种以证据为基础的临床应用技术,已开始逐步应用于临床实践中。但应注意,决策分析也存在一定的局限性,并不能保证每次都能作出正确的选择。以下几方面均可能影响决策结果:

首先,决策正确与否在很大程度上取决于数据是否充分、准确。对于决策分析所必需的基线数据,如事件概率和效用值,目前往往缺乏高质量的临床试验的结果,内部和外部偏倚会影响数据的准确性,由此可能造成决策失误。

其次,再复杂的决策模型也不能完全模拟临床实际,只是临床实际的简化版。患者病程进展往往复杂而变化无常,决策者必须考虑临床问题的方方面面,包括治疗方案、不良反应、成本,以及患者的个体差异、特殊要求等,决策中的影响因素之多远非一般决策树所能描绘。

最后,对决策分析的结果需慎重解释。决策分析的期望值为 0.96,并不能保证每个患者的实际效应值等于 0.96。它只是一个平均水平,即一组病情程度相似的患者,若选择颈部按摩后,其平均效应值为 0.96。因此,在临床实践中,应审视你的患者与决策分析中的研究对象之间的相似性,也可借助敏感性分析,为个体患者选择最恰当的治疗方案。

习题

一、名词解释

1. 决策
2. 决策树
3. 临床决策分析
4. 效用估计
5. 共同决策模式
6. 风险型决策

二、填空题

1. 决策类型通常分为 _____、_____、_____ 三种类型。

2. 决策过程包括 ＿＿＿＿、＿＿＿＿、＿＿＿＿、＿＿＿、＿＿＿＿。

三、选择题

【A1 型题】

1. 按决策的可靠程度来考虑,期望值决策是属于哪一类型的决策方法（　　　）
   A. 确定型决策　　　　　　　B. 风险型决策　　　　　　　C. 不确定型决策
   D. 多级决策　　　　　　　　E. 团体决策

2. 下面**不属于**树形决策树构成的是（　　　）
   A. 决策节点　　　　　　　　B. 机遇节点　　　　　　　　C. 阈值
   D. 分枝概率　　　　　　　　E. 结局得失值

3. 关于临床决策,下面的说法**不正确**的是（　　　）
   A. 决策是为达到某一目标,而从多个备选方案中选定最佳方案的过程
   B. 临床决策面临更多不确定性和复杂性
   C. 正确决策的前提是掌握充分的、有价值的信息和准确的预测
   D. 决策是一种瞬间的活动
   E. 没有正确的预测就不可能有正确的决策

4. 如果中度心肌梗死的 QALYs 为 0.7,轻度者为 0.9,一个患者最近 20 年中,其中 15 年健康,3 年伴有轻度心肌梗死,2 年有中度心肌梗死发作,那么该患者总的 QALYs 为（　　　）
   A. 20.0　　　　　　　　　　B. 15.2　　　　　　　　　　C. 19.1
   D. 18.9　　　　　　　　　　E. 17.6

【A2 型题】

某一临床问题有两种不同的选择:A 方案和 B 方案,选择 A 可能出现两种结局:a 和 b;a 结局出现的概率为 P1,b 结局出现的概率为 P2;选择 B 可能出现三种结局:c,d 和 e,这三种结局出现概率分别为 P3,P4 和 P5。如期望值为 E

5. 选择 A 方案的期望值 EA 是（　　　）
   A. EA=P1　　　　　　　　　B. EA=P2　　　　　　　　　C. EA=P1+P2
   D. EA=P1 × P2　　　　　　E. EA=P1 × a+P2 × b

6. 选择 B 方案的期望值 EB 是（　　　）
   A. EB=P3+P4+P5　　　　　　　　　　　B. EB=P3 × P4 × P5
   C. EB=(P3+P4+P5)×(c+d+e)　　　　　D. EB=P3 × c+P4 × d+P5 × e
   E. EB=P3+P4 × P5

7. 选择 B 方案的最佳条件是（　　　）
   A. EA=EB　　　　　　　　　B. EA ≠ EB　　　　　　　　C. EA ＞ EB
   D. EA ＜ EB　　　　　　　　E. EB-EA ＞ EB

【B 型题】

(8 ~ 10 题共用备选答案)
   A. 成本分析法　　　　　　　B. 敏感性分析　　　　　　　C. 决策树
   D. 阈值分析　　　　　　　　E. 概率估计

8. 分析相关数值在变化时,考虑决策稳健性的方法是（　　　）

9. 对于风险型决策的常用方法是（　　　）

10. 对于确定型决策可用的方法是（　　　）

四、简答题

1. 试述决策的基本步骤。

2. 临床决策基本类型按决策的可靠程度分为几类？并各列出一个常用的方法。

3. 试述敏感性的意义以及如何进行敏感性分析。

参考答案

一、名词解释

1. 决策：是为达到某一目标，而从多个备选方案中选定最佳方案。

2. 决策树：是按逻辑、时序把决策问题中的备选方案及结局有机的组合并用图标罗列出来，它如一棵从左到右不断分枝的树，包括一些节点与分枝。

3. 临床决策分析：指由医务人员针对疾病的诊断和防治过程中风险与获益的不确定性，通过查阅文献资料，充分掌握证据，特别是在掌握最新最佳证据的基础上，结合以往临床经验和患者的实际情况，分析比较两个或两个以上可能的备选方案，从中选择最优者进行临床实践的决策过程。

4. 效用估计：面对各种各样的结局，决策者必须对每一结局进行量化，称为效用估计。

5. 共同决策模式：是指在决策的各个阶段医生与患者都保持着互动。

6. 风险型决策：指事件的结局不能肯定是否发生，但其概率可以估计，决策带有一定的风险。

二、填空题

1. 确定型决策　风险型决策　不确定型决策

2. 明确问题　组织问题　搜集信息　决策分析　敏感性分析

三、选择题

【A1 型题】

1. B　　2. C　　3. D　　4. C

【A2 型题】

5. E　　6. D　　7. D

【B 型题】

8. D　　9. C　　10. A

四、简答题

1. 决策分析的过程可分为以下四个步骤

(1)解剖问题：对面临的决策问题进行解剖，使之分解为简单成分，逐一分析。一般包括四方面内容：①备选方案；②结局：上述备选方案干预后，患者可能会出现的各种结局；③概率估计；④结局的得失估计；⑤其他考虑：有些因素对于决策者(包括病人)作出决策的时候是不能忽视的，如涉及社会效益、伦理道德等。

(2)组合问题：通过对问题的解剖，明确构成决策问题的各种成分后，进行有机的组合。

(3)分析问题：问题"摆"出来之后，就要进行分析。

(4)解决问题：实施"最佳"方案过程中，还必须观察问题是否得到满意的解决。

2. 按照决策的可靠程度分为三类

(1)确定型决策，如成本分析法。(2)风险型决策，常用的方法有：期望值决策、贝叶斯(Bayes)决策等。(3)不确定型决策，有一些准则，如最大最小准则、赫维茨准则等可供决策者参考。

3. 在临床决策中，当某一事件的概率或结局的定量估计不确定时，抑或是一个区间值，不能肯定就是当前假设的具体值,此时比较好的方法就是进行敏感性分析:可把当前数值代替为另一可能数值,重新计算各方案的期望值,经再次分析后,如果决策的结果不变,说明决策对这些数值的改变不敏感,否则,决策时应慎重。此外,还可利用计算机还可同时进行多项因素的敏感性分析。对于有争议的概率或效用值都应进行敏感性分析,其上下限可根据临床经验或有关资料而定。

(李晓枫)

第十五章
循证医学自我评价

学习目标

1. 掌握　循证医学自我评价定义；评价"提出可回答问题"的能力；评价"寻找最佳外部证据"的能力；评价"严格评估证据质量"的能力；评价"整合外部证据与病人价值"的能力。
2. 熟悉　效果评价，包括临床实践是否得以改善 / 多少临床实践有证可循。
3. 了解　案例。

重点和难点内容

一、能力评价

（一）评价"提出可回答问题"的能力

表 15-1 列出了 5 个有关"提出可以回答问题"能力的自我评价问题。

表 15-1　对"提出可以回答的问题"的自我评价

条目	具体问题
1	有没有提出临床问题？
2	问题的陈述是否简洁明了，符合一定的格式？
2a	有关"背景"知识的两部分问题
2b	有关诊断、治疗、管理等"核心"知识的四（或三）部分问题
3	有没有借助绘图法来明确自己还欠缺哪些知识，并对最初提出的问题进行修改？
4	提出问题的过程中若遇见障碍，能否想法克服？
5	有没有养成随时记录问题以待今后解决的习惯？

（二）评价"寻找最佳外部证据"的能力

可根据表 15-2 中所列条目对"寻找最佳外部证据"的能力进行自我评价。

表 15-2　对"寻找最佳外部证据"的自我评价

条目	具体问题
1	有没有去寻找证据？
2	是否了解本领域内现有的最佳临床证据来源？
3	能否迅速寻找到临床实践所需的硬件、软件及最佳证据？
4	能否从庞杂的信息来源中寻找到有用的外部证据？
5	在寻找证据的实践过程中有没有逐步提高检索的效率？
6	在 MEDLINE 数据库中检索时有没有使用截断、布尔逻辑算符（or 等）、MeSH 主题词、限制词及智能检索等检索技巧？
7	与专业文献检索人员以及热衷提供最佳证据并受人们尊敬的同行检索结果相比,我们自己的检索结果如何？

（三）评价"严格评价证据质量"的能力

对"严格评价证据质量"能力的自我评价可参照表 15-3 中的条目进行。

表 15-3　对"严格评价证据质量"的自我评价

条目	具体问题
1	是否对外部证据进行了严格评估？
2	严格评估证据的指南是否易于使用？
3	能否逐渐做到准确且熟练地使用某些严格评估的指标,如似然比、NNTs 等？
4	有没有创建任何严格评价证据的题目（CATs）,对严格评估进行总结？

（四）评价"整合外部证据与病人价值"的能力

表 15-4 中列出了一些在自我评价"结合外部证据与自我临床经验"以及"将检索结果应用于临床实践"时需要考虑的因素。

表 15-4　对"外部证据与临床经验的结合"的自我评价

条目	具体问题
1	是否将严格评价的证据应用到了临床实际中？
2	能否逐渐做到准确且熟练地调整严格评价的指标（例如,验前概率,NNT/f 等）以适应具体的病例个案？
3	能否解释（和解决）整合证据制定决策过程中出现的争议？

二、效果评价

（一）临床实践是否得以改善

进一步自问自己学到的知识有没有转化为更好的临床实践（表 15-5）？

表 15-5 对"行为改变"的自我评价

条目	具体问题
1	当有外部证据表明需要进行改变时,能否克服障碍进行相应的行为调整?
2	有没有进行检查,如对诊断、治疗及其他临床实践方面的审计?

(二)多少临床实践有证可循

习题

一、名词解释

1. 循证医学后效评价
2. 循证医学自我评价

二、填空题

循证医学后效评价的方式有_____和_____。

三、选择题

【A1 型题】

1. 循证医学自我评价的能力评价包括(　　　)

    A. 提出疑难问题能力　　　　　　　　B. 病人关注疾病能力

    C. 解决病人问题能力　　　　　　　　D. 严格评估证据质量能力

    E. 寻找最佳内部证据能力

2. 在具备循证实践能力的基础上,进一步需要评价的是(　　　)

    A. 有没有寻找证据　　　　　　　　　B. 是否严格评价了证据质量

    C. 临床实践是否得到了改善　　　　　D. 是否提出了可回答的问题

    E. 有没有创建任何严格评价证据的题目

【A2 型题】

3. 1989 年 Iain Chalmers 发表的系统综述证明,在产科使用的 226 种方法中,有效的且疗效大于不良反应的比例为(　　　)

    A. 20%　　　　　　　　　B. 30%　　　　　　　　　C. 40%

    D. 50%　　　　　　　　　E. 60%

四、简答题

1. 简述评价"提出可回答问题"的能力包括哪几方面?

2. 从哪几方面评价"寻找最佳外部证据"的能力?

3. 评价"严格评估证据质量"的能力有哪些内容?

4. 评价"整合外部证据与病人价值"的能力从哪几方面考虑?

参考答案

一、名词解释

1. 循证医学后效评价:即应用循证医学的理论和方法进行循证决策,其结果若是成功的,则可用于指导进一步实践;若不理想,则应具体分析原因,认真总结教训,并提出改进意见以指导新的循证研究和实践。

2. 循证医学自我评价:是临床医生或其他卫生工作者在循证实践中对单个患者的结果进行评价常通过再评价循证实践的全过程来完成。

二、填空题

自我评价　同行评价

三、选择题

【A1 型题】

1. D　　2. C

【A2 型题】

3. A

四、简答题

1. 答:主要包括以下五个方面:

(1)有没有提出临床问题?

(2)问题的陈述是否简洁明了,符合一定的格式?①有关"背景"知识的两个基本成分;②有关诊断、治疗、管理等"核心"部分。

(3)有没有借助绘图法来明确自己还欠缺哪些知识,并对最初提出问题进行修改?

(4)提出问题的过程中若遇见障碍,能否想法克服?

(5)有没有养成随时记录问题以待今后解决的习惯?

2. 答:主要包括从以下七个方面进行评价:

(1)有没有寻找证据?

(2)是否了解本领域内现有的最佳临床证据的来源?

(3)能不能迅速寻找到临床实践所需的硬件、软件及最佳证据?

(4)能否从庞杂的信息来源中寻找到有用的外部证据?

(5)在寻找证据的过程中有没有逐步提高检索的效率?

(6)在 MEDLINE 数据库中检索时有没有使用截断、布尔逻辑算符(or 等)、MeSH 词头、辞典、限制词及无文本智能检索等检索技巧?

(7)与专业的文献检索人员以及热衷提供最佳证据并受人们尊敬的同行的检索结果相比,我们的检索结果如何?

3. 答:主要包括以下四个方面内容:

(1)是否对外部证据进行了严格评估?

(2)严格评估证据的指南是否易于使用?

(3)能否逐渐做到准确且熟练使用某些严格评估指标,如似然比、NNTs 等?

(4)有没有创建任何严格评价证据的话题(CATs),对严格评估进行总结?

4. 答:主要从以下三个方面进行考虑:

(1)是否将严格评价的证据应用到了临床实际中?

(2)能否逐渐做到准确且熟练地调整严格评价的指标(例如,验前概率,NNT/f 等)以适应具体的病例个案?

(3)能不能解释(和解决)整合证据制定决策过程中出现的争议?

(田文静)

第十六章

临床医学研究项目申报书的撰写

学习目标

1. 掌握　科学研究的基本程序,研究项目申报书的基本内容。
2. 熟悉　研究项目申报书的撰写方法与技巧。
3. 了解　临床科研的基本类型。

重点和难点内容

一、科学研究的基本程序。
二、研究项目申报书的撰写方法。

习题

一、名词解释

1. 基础研究
2. 应用研究
3. 发展研究
4. 预试验

二、填空题

1. 科学研究具有_____、_____、_____、_____等基本特点。
2. 项目的立项依据撰写内容包括_____、_____、_____、_____。
3. 项目申报书中研究方法的陈述主要包括_____、_____、_____、_____、_____等。

三、选择题

【A1 型题】

1. 研究项目申报书通常**不要求**(　　　)
   A. 课题要具有重要科学价值或效益　　　　B. 研究的内容先进,目标明确

C. 先期研究成果有统计学意义　　　　D. 学术思想新颖，立题依据充足

E. 研究方法和技术路线先进、科学、可行

2. 有关临床科研项目申报书，**不正确**的说法是（　　　）

A. 只要把立题依据写好，就是一份好的科研计划书

B. 完整的科研计划书是保证研究顺利展开的重要条件

C. 科研计划书是同行专家评议的主要依据

D. 科研计划书的撰写应反复审慎地审查、修改

E. 科研计划书要符合申报指南或投标要求

3. 对预期结果**不正确**的说法是（　　　）

A. 因研究尚未进行，不需要写出预期结果

B. 科研设计报告书中应阐明预期的研究结果

C. 治疗的有效率、降低致残率或病死率等可用作描述预期结果

D. 预期结果应包括能获得的经济效益和社会效益

E. 对预期结果的评价标准也应写明

4. 对研究因素的**不正确**描述是（　　　）

A. 所有研究因素一定要有准确的测量方法和指标

B. 研究因素应采用公认的定义

C. 研究因素越全越好，越多越好

D. 必须写明如何提高观察指标的准确度和可靠度

E. 写明是否采用盲法判断结果，是否采取质控措施

四、简答题

1. 科学研究的基本程序。

2. 研究项目申报书的基本内容。

3. 请根据自己对疾病或某一健康问题的了解，查阅文献的基础上选题，完成一份临床科研设计方案，并与申报书检查提纲对照，进行自我评价。

参考答案

一、名词解释

1. 基础研究：又称基础理论研究，是以认识自然现象、探索自然规律、建立新理论为目的，未涉及或仅笼统涉及社会应用设想的研究活动。

2. 应用研究：是将基础研究的成果和有关知识应用到生产实践中，直接解决生产中具体实际问题的研究，也可对生产实践中的某些问题进行系统研究。应用研究主要是针对某个特定的实际目的或目标，使用基础研究获得的科学理论直接解决当前临床具有实际问题的研究。

3. 发展研究：也称开发研究，是运用基础研究和应用研究的成果，推广新材料、新产品、新设计、新流程和新方法，或对之进行重大的、实质性改进的创造活动。

4. 预试验：是采用少量研究样本，按照项目申报书上所规定的要求进行操作，其主要目的是为了发现项目申报书上制定的各种实施项目是否切合实际，在预试验中，可对设计方案不完整的地方或不切实际的地方，提供修改、补充和使之完善的信息依据。此外，还可核实样本量的估计是否合适等。经过预试验发现问题，然后再来修改项目申报书，使之更切合实际，保证科研工作顺利进行，以获得预期结果。

二、填空题

1. 探索性　创造性　继承性　风险性　实践性

2. 申报项目提出的重要科学问题　国内外相关问题的研究现状及发展动态　申报项目的假设和研究思路　参考文献

3. 所用的研究设计类型　生物学技术与方法　统计学分析方法　干预方法　资料收集方法

三、选择题

【A1 型题】

1. E　　2. A　　3. A　　4.C

四、简答题

1. 答:科学研究的基本程序:科学研究应基本程序包括:查阅文献、提出临床医学科学问题和理论假说、制定研究计划及设计研究方案、撰写项目申报书、获得资助后的项目启动与实施(实验观察或调查)、研究资料的整理与数据处理、统计分析、研究结果的归纳和总结、撰写研究报告以及成果转化等。

2. 答:项目申报书的基本内容包括:

(1)项目名称及摘要;

(2)立项依据;

(3)研究目标、研究内容及拟解决的关键科学问题;

(4)研究方案与可行性分析;

(5)项目的特色与创新之处;

(6)年度研究计划及预期研究结果;

(7)研究基础与研究团队介绍;

(8)医学伦理学问题;

(9)经费预算。

3. 略。

(史晓红)

第十七章
临床经济学在临床科研中的应用与评价

学习目标

1. 掌握　卫生经济学的概念；临床经济学评价方法；成本的种类及其测量；临床经济学分析与评价的类型。
2. 熟悉　临床经济学评价的基本步骤；三种常用临床经济分析方法的比较；临床经济学分析结果的真实性评价。
3. 了解　临床经济学评价的基本步骤。

重点和难点内容

一、概述

(一) 卫生经济学

卫生经济学 (health economics) 就是综合应用经济学与医学中的理论和方法阐明和解决卫生及卫生服务中的现象及问题,是经济学在医疗卫生服务领域中的具体应用。旨在解决卫生资源的筹措、配置和利用,探讨医疗卫生服务的需求、定价与供给中的经济学问题以及制定卫生经济的政策与策略等。

(二) 临床经济学

临床经济学 (clinical economics) 是在卫生经济学相关理论和方法指导下,对临床使用的药物、诊治方案、仪器设备等干预措施进行经济学评价和分析,为临床决策和政策决策提供证据,进而明确最佳诊断、治疗、预防方案(安全、有效、经济),改善预后,乃至提高卫生资源的配置和利用效率等。

二、临床经济学评价方法

(一) 成本

经济学中的投入一般用成本 (cost) 表示,是指在从事某项生产、服务等过程中所消耗的物化劳动和活劳动的货币价值。医疗服务成本则是医院在提供医疗服务的过程中所发生的物化劳动和活劳动的货币价值总和。其中,活劳动是指医疗服务过程中消耗的医务人员的脑力和体力;物化劳动是指医疗服务过程中消耗一定的物质资料。因此,基于医院的医疗成本包括:

1. 直接成本 (direct costs)　是直接提供医疗卫生服务过程中所花费的成本。包括直接医疗成本和直接非医疗成本。

(1)直接医疗成本(direct medical costs):特指医疗卫生服务过程中用于治疗、预防、保健的成本。如住院费、药费、诊疗费、实验室化验费、大型仪器设备检查费、手术费、家庭病房费、康复费及假肢等费用。

(2)直接非医疗成本(direct nonmedical cost):指患者因病就诊或住院所产生的非医疗服务成本,如患者的伙食费、交通费、住宿费、家庭看护费、由于疾病所要添置的衣服费用、患者住院后家属探望的往返路费、外地患者家属的住宿费等。

2. 间接成本 (indirect costs)　间接成本又称生产力成本 (productivity costs),为社会成本,指因罹患疾病而丧失的资源。包括:

(1)与病残率 (morbidity)有关的成本:即由于病假和疾病引起工作能力减退及长期失去劳动力所造成的损失,如因病假损失的工资、奖金及丧失劳动生产力造成的误工产值。

(2)与死亡率 (mortality)有关的成本:由于病死所造成的损失,例如,规定 60 岁退休,患者因病于 50 岁死亡,早死损失的 10 年工资、奖金都应作为间接成本计算。

3. 隐性成本 (intangible costs)　是指因疾病或实施预防、诊断等医疗服务所引起的疼痛、忧虑、紧张等给患者和家属带来生理上和精神上的痛苦、不适合对生存质量的影响等。这部分成本也是难以估计的成本。

(二) 临床效果

1. 效果(effectiveness)　是指医疗方案实施后所取得的一切结果,既包括好的效果,又包括不好的效果。

2. 效益(benefit)　是指将有用的效果用货币的形式表现出来,即用货币值表示临床方案取得的有用结果。

临床经济学评价中,可以将效益分为直接效益,间接效益和无形效益。

(1)直接效益:直接效益是指采用某项医疗方案之后所节省的医疗资源。

(2)间接效益:间接效益是指实施某项医疗方案之后所带来的其他方面的经济损失下降。

(3)无形效益:无形效益是指实施某项医疗方案之后避免或减轻了患者身体或精神上的痛苦以及康复带来的舒适和愉快等。

3. 效用(utility)　是经济学中最常用的概念之一,是指对于消费者通过消费或者享受闲暇等使自己的需求、欲望等得到的满足的一个度量。临床经济学中的效用是指患者或社会对特定的健康结果如特定的健康状况或通过一定时间到达的健康状况可能有的偏好(preference)或价值(value)。效用指标通常用生命年、质量调整生命年(quality-adjusted life years,QALYs)和伤残调整生命年(disability adjusted of life years,DALYs)来表示。伤残调整生命年也被称为失能调整生命年。

三、临床经济学评价的类型

(一) 最小成本分析

最小成本分析(cost minimization analysis,CMA)也可称为成本确定分析(cost identification analysis)。最小成本分析是假定两个或更多临床医疗服务干预方案的结果相同,通过分析和比较每个干预方案的成本来进行方案的选择,以成本最小为最佳方案。

(二) 成本 - 效果分析

成本 - 效果分析(cost-effectiveness analysis,CEA)是将成本和临床获益结合在一起考虑,主要是评价获得单位健康效益所消耗的医疗资源数量。表示为每一健康效果单元所耗费的成本(成本效果比)或每增加一个健康效果单元所消耗的增量成本(增量比)等。在比较两种不同的医疗措施时,因评价单位相同,可直接为临床决策者提供科学的依据。

1. 效果评价指标　在成本 - 效果分析中,效果可以同时或分别使用中间替代测量指标(intermediate measures)和健康结局指标(health measures)。前者包括症状、危险因素或有关临床测定的结果,例如溃疡的愈合率、乙型肝炎病毒 E 抗原的阴转率、血压下降程度等。后者包括病残、死亡、寿命年延长等。

2. 成本效果比(cost-effectiveness ratio,C/E)　也可以称为效果成本比(ECR),是指每单位效果所花费的成本或每单位成本所产生的效果。如挽救一条生命、延长一个生命年所消耗的成本,或每消耗一单位成本所改善的血糖值等。除了少见病和个案报道外,单一的成本效果比意义不大,主要用于两个或两个以上结果指标相同的医疗方案的比较。

3. 增量成本效果比(Incremental cost-effectiveness ratio,ICER)　即每获得一个增加的效果单位所消耗的增量成本,它代表一个方案的成本效果与另一个方案比较而得到的结果。在研究中常以效果最低的方案作为参照,将其他方案与之相比而得,这一比值越低说明该方案增加一个效果单位所追加的费用越低,该方案的实施意义越大。

(三) 成本 - 效益分析

成本 - 效益分析(cost-benefit analysis,CBA)是用相同的货币单位来分析比较成本与健康获益之间的关系,成本和健康效果都用货币单位表示。成本 - 效益分析方法包括:

1. 净现值法(net present value,NPV)　即效益现值减去成本现值的差值。它是根据货币时间价值的原理,消除货币时间因素的影响,计算实施卫生规划方案期间,各年的效益现值之和与成本现值之和的差值。反映项目计算期内的获利能力。为了使不同时期的货币值可以比较,就要选定某一个时点作为基准点来计算不同时间的效益和成本的价值。

需要注意的是,贴现率(年利率)的选择对于净现值的计算及方案的评价结论影响很大;如果各个方案周期不同,净现值法难以直接判断方案的优劣;净现值没有考虑投入资金的利用效率。

评价标准:单一方案,NPV > 0,即效益>成本,则方案可行;NPV < 0,即效益<成本,则方案不可行。多个方案,以 NPV 大的方案为优选方案。

2. 年当量净效益(Net equivalent annual benefit)　将方案各年实际发生的净效益折算为每年平均的净效益值。它是净现值考虑贴现率时的年平均值。

评价标准:单一方案,A > 0,方案可行;A < 0,方案不可行。多个方案,以 A 值大的为优选方案。

3. 内部收益率(Internal rate of return,IRR)　指方案在计划期内使其净现值等于零时的贴现率。

计算方法:

(1)试差法:用不同的贴现率反复试算备选方案的净现值,直至其等于零。

(2)插入法:使用两个不同贴现率试算方案净现值得到正负两个相反结果时,运用插入法计算内部收益率:

评价标准:IRR 大于标准收益率,则方案可行。IRR 小于标准收益率,则方案不可行。

4. 效益 - 成本比率法(benefit-cost ratio)　它是医疗方案的效益现值总额与方案的成本现值总额之比。

评价标准：单一方案：B/C ≥ 1，方案可行；B/C < 1，方案不可行。多个方案：以 B/C 大的为优选方案。

(四) 成本 - 效用分析

成本 - 效用分析（cost-utility analysis，CUA）：是通过比较项目投入成本和经质量调整的健康产出来衡量卫生项目或治疗措施效果的一种经济学分析方法。它是成本效果分析的一种特殊类型。

(五) 临床经济学评价类型间的比较

三种常用临床经济分析方法的比较见表 17-1。

表 17-1　三种临床经济分析方法的比较

	CEA	CUA	CBA
比较方式	C/E	C/U	B-C 或（B/C）
成本单位	货币单位（元）	货币单位（元）	货币单位（元）
结果单位	健康效果自然单位	QALYS	货币单位（元）
可比较的措施数量	2 个或 2 个以上	2 个或 2 个以上	1 个或 1 个以上
可测定的目标	1 次测定 1 个	1 个以上	1 个以上
需测定的健康结果	效果测定	效用测定	健康效应转为货币
测定方法	随不同结果单位而定	标准概率法	人力资本法
		时间交换法	支付意愿法
		等级尺度法	显示偏好法
		量表	
可比性	随结果测定而变化	理论上可比	理论上可比

习题

一、名词解释

1. 卫生经济学

2. 直接医疗成本

3. 直接非医疗成本

4. 最小成本分析

5. 成本 - 效果分析（cost-effectiveness analysis，CEA）

6. 成本 - 效用分析（cost-utility analysis，CUA）

7. 成本 - 效益分析（cost-benefit analysis，CBA）

8. 增值比

二、选择题

【A1 型题】

1. 下列**不属于**直接成本的是（　　　）

　　A. 实验室检查费　　　　　　　　　　　B. X 线检查费

　　C. 疾病诊断水平的提高或下降　　　　　D. 家庭看护费用

　　E. 家庭病房费

2. 下列属于无形成本的是（　　　）

A. 丧失的劳动生产力造成的误工产值　　　B. 患者的伙食

C. 外地患者家属的住宿　　　D. 因病假损失的工资

E. 精神损失

3. 成本 - 效果（CEA）分析中效果的健康测量指标（health measures）是（　　）

A. 危险因素　　　B. 血清胆固醇的下降程度

C. 寿命年的延长　　　D. 乙型肝炎病毒 e 抗原的阴转率

E. 溃疡的愈合率

4. 效用值的测定方法有（　　）

A. 时间交换法（time trade-off）　　　B. 标准概率法

C. 等级尺度法　　　D. 以上全是

E. 以上全不是

5. 下列将健康效益转为货币的是（　　）

A. CBA　　　B. CUA　　　C. CEA

D. 时间交换法　　　E. 等级尺度法

6. 成本 - 效用分析中，健康状况效用值接近 1，说明（　　）

A. 接近死亡　　　B. 病人失去知觉　　　C. 接近健康

D. 病人十分抑郁　　　E. 病人的记忆力很差

7. 下列效用值的测定方法**不正确**的是（　　）

A. 标准概率法　　　B. 时间交换法　　　C. 等级尺度法

D. 意愿支付法　　　E. 划线法

8. 进行最小成本分析的前提条件是（　　）

A. 这些措施的效果都是简单的　　　B. 用于不复杂疾病的经济分析

C. 这些措施的效果基本相同　　　D. 成本越小越好

E. 成本越大越好

三、简答题

1. 请比较完全和不完全经济学评价。

2. 临床经济学分析与评价的基本步骤是什么？

3. 成本 - 效果分析有哪些表示指标？

4. 效用测量值方法有哪些？

5. 三种常用的临床经济分析方法的比较。

6. 临床经济学分析结果真实性是如何评价的？

参考答案

一、名词解释

1. 卫生经济学：是一门研究卫生保健中的经济规律及其应用的学科。它是运用经济学的理论、概念和方法阐明和解决卫生和卫生服务过程中出现的现象和问题的一门科学。它研究卫生资源的筹措、配置和利用，研究卫生服务的需求、定价与供给中的经济学问题及卫生经济的政策与策略，是经济学在卫生保健领域中的应用。

2. 直接医疗成本：指卫生服务过程中用于治疗、预防、保健的成本，常包括住院费、药费、诊疗费、实验室检查费、X 线检查费、手术费、家庭病房费、康复费及假肢等费用。

3. 直接非医疗成本：患者因病就诊或住院所花费的非医疗服务的个人成本,如患者的饮食、交通、住宿、家庭看护、由于疾病所要添置的衣服,患者住院后家属探望的往返路费、外地患者家属的住宿费等。

4. 最小成本分析：也可称为成本确定分析。比较结果相似的各种医疗方法,并根据成本提出最佳策略。该类型是假设不同医疗措施的治疗结果相同,确定不同医疗措施所花的成本,选择成本最低的措施,测定结果以提供的每一项服务所花费的成本来表示。

5. 成本 - 效果分析(cost-effectiveness analysis,CEA)：是将成本和效果结合在一起考虑,不仅研究卫生规划及医疗措施的成本,同时研究卫生规划的结果,它测定某项措施的净成本以及成本消耗后得到的效果。其表示方法为每一效果单位所耗费的成本(成本效果比),或每一个增加的效果所需要耗费的增量成本(增量比)等。

6. 成本 - 效用分析(cost-utility analysis,CUA)：是 CEA 分析的一种特殊形式。由于 CEA 不能比较两个完全不同的卫生项目,如肾移植治疗慢性肾衰竭与预防卒中的抗高血压治疗项目,因为两种干预措施的病种不同,而且对残疾或病死率的影响也不同,因此无法应用 CEA 比较两者的经济效果。如果将其分母单位都化为质量调整生命年(quality adjusted year,QALY),进行成本 - 效用分析就可以对两者进行比较。

7. 成本 - 效益分析(cost-benefit analysis,CBA)：是将医疗服务的成本和效果都用货币来表示,用相同的单位来分析所花的成本是否值得,常用效益成本比或净效益(效益 - 成本)来表示。

8. 增值比：即计算一个项目比另一个项目多花费的成本,与该项目比另一个项目得到的效果之比。增值分析能充分说明由于附加措施导致成本增加时,其相应增加的效果是多少以及是否值得。

二、选择题

【A1 型题】

1. D　　2. E　　3. C　　4. D　　5. A　　6. C　　7. D　　8. C

三、简答题

1. 完全和不完全经济学评价比较

		是否同时检查了各种方案的成本与效果		
		否		是
		仅检查效果	仅检查成本	
是否对两种或两种以上的方案进行比较	否	1A 部分评价效果描述	1B 部分评价成本描述	2 部分评价成本 - 效果描述
	是	3A 部分评价效力或效果分析	3B 部分评价成本分析	4 完整的经济评价 最小成本分析 成本 - 效果分析 成本 - 效用分析 成本 - 效益分析

2. 答：临床经济学分析与评价的基本步骤是：(1)确定所要分析的项目及要进行比较的措施；(2)确定经济评价的观点；(3)按照研究目的,确定使用的经济评价方法；(4)获得资料的研究方法；(5)增值分析；(6)确定结果测定的方法；(7)成本的确定；(8)对发生在将来的结果和成本作贴现计算；(9)敏感性分析；(10)推广及应用价值。

3. 答：成本 - 效果分析的指标：

(1) 成本效果比(cost/effectiveness,C/E):成本效果比即每个生命年或每治愈一例病人或每诊断出一例新病例所花费的成本。成本效果比值越小,就越有效。通常单一的成本效果比值是没有意义的,主要用于两个或两个以上的项目比较,并且是比较有相同结果单位的两个项目。

(2) 增值比:我们希望病人得到最有效的治疗方法同时也是最省钱的。然而,我们时常面临的情况是一项治疗和另一项治疗相比花费较多,但是也更有效。因此成本效果的平均比例还不能充分显示两者的相互关系,故可进一步用增量成本效果比来表示,其回答的问题是"这多出来的效果到底要花费多少?",即计算一个项目比另一个项目多花费的成本,与该项目比另一个项目多得到的效果之比。增值分析能充分说明由于附加措施导致成本增加时,其相应增加的效果是多少以及是否值得。

4. 答:效用值测定方法有:

(1) 时间交换法:让患者在"接受某一特殊措施后,可维持好的健康状态,但是活的时间却要短些"与"不接受这一特殊治疗可维持目前的症状,但是活的时间要长些"之间做出自己的选择。

(2) 标准概率法,又称标准博弈法(standard gamble):这是一种风险选择法(最坏和最好的结果),即在可选择的范围内做出的判断。

(3) 等级尺度法:画一条线,由患者自己操作。每一条线两端写上描述性短语,线可划为10等分。0为死亡,1为健康,将疾病状态清楚地描述给患者后,要求患者在线段上某一点画一条竖线,以表明自己目前的健康状态,画线处即为自己所得到的效用值。等级尺度法是CUA评价的方法之一,它在信度和效度方面能比较客观地反映健康的效用值。

5. 答:几种不同类型临床经济分析比较如下表:

	CEA	CUA	CBA
比较方式	C/E	C/U	B-C 或 (B/C)
成本单位	货币	货币	货币
结果单位	临床自然单位	QALYS	货币
相比较的措施	2个或2个以上	2个或2个以上	1-2 或以上
可测定的目标	1次测定1个	1个以上	1个以上
需测定的结果资料	效果测量	效用测量	健康效益转为货币
测定方法	根据不同结果单位而变化	标准概率法 时间交换法 等级尺度法	人均收入 支付意愿法
可比性	随结果测定而不同	理论上可比	理论上可比

6. 答:临床经济学分析结果真实性的评价:

(1) 立场是否明确。

(2) 是否比较了所有相关的临床措施。

(3) 是否提供了完整的经济评价。

(4) 成本测量是否准确。

(5) 结果成本是什么,是否做了增量分析。

(6) 结论是否随着成本和结果的敏感性改变而变得不可靠。

(7) 研究中评估得出的成本和结果是否和人群中的基线接近。

(8) 是否讨论了读者关心的问题包括伦理问题。

(李晓枫)

第十八章
临床医学论文的撰写原则和报告规范

学习目标

1. 掌握　医学论文的基本格式,结构式摘要的格式。
2. 熟悉　论文各个部分的撰写原则,CONSORT 声明的基本内容。
3. 了解　杂志投稿的基本要求。

重点和难点内容

一、临床医学论文的格式和撰写原则

重点在于掌握论文的基本格式和各部分撰写的原则,难点在于如何选择正确的图来报告合适的内容。

二、临床医学论文的报告规范和投稿要求

重点在于了解各种不同的设计类型起报告的指南和规范是不同的,难点在于如何理解报告指南和投稿要求。

习题

一、选择题

【A1 型题】

1. 国内杂志结构式摘要包括几个部分? (　　　)
   A. 8   B. 6   C. 4
   D. 2   E. 1
2. 国外杂志结构式摘要包括(　　　)
   A. 目的、研究场所、干预措施、主要结果的测量方法、结果、结论
   B. 目的、设计、研究场所、病人或其他研究对象、干预措施、统计方法、结果、讨论

C. 背景、方法、研究场所、干预措施、主要结果的测量方法、结果、结论

D. 背景、设计、研究场所、病人或其他研究对象、干预措施、统计方法、结果、结论

E. 目的、设计、研究场所、病人或其他研究对象、干预措施、主要结果的测量方法、结果、结论

3. 哪部分内容需要撰写得十分详细,以便读者重复和复核?(   )

A. 前言   B. 材料和方法   C. 结果

D. 讨论   E. 参考文献

4. 引言部分主要需要写清楚什么问题?(   )

A. 疾病的发病率和危害   B. 疾病的治疗方法

C. 疾病的预后   D. 研究问题的来源和研究目的

E. 研究背景

5. CONSORT 声明的目的是什么?(   )

A. 提高设计 RCT 的质量

B. 提高 RCT 的报告质量,包括撰写 RCT 论文时需要报告的必要内容

C. 提高观察性研究的设计水平

D. 提高设计、测量、评价的水平

C. 提高观察性研究的报告质量

【B 型题】

(6 ~ 7 题共用备选答案)

A. 直条图   B. 直方图   C. 散点图

D. 饼图   E. 箱式图

6. 比较 2 种药物治疗某类型白血病的疗效,结局指标是完全缓解率,可以用什么图来表示?(   )

7. 全血细胞减少中常见的类型是免疫相关性、骨髓增生异常综合征、再生障碍性贫血、急性白血病和其他,可以用什么图来表示其各自的百分比?(   )

二、简答题

1. 论文摘要的重要内容有哪些?

2. CONSORT 声明包括哪些内容?

参考答案

一、选择题

【A1 型题】

1. C   2. E   3. B   4. D   5.B

【B 型题】

6. A   7. D

二、简答题

1. 答:论文摘要包括目的、方法、结果和结论。目的主要介绍研究背景和研究目的,一般 1-2 句话。方法主要介绍设计方案、研究对象、干预方法、主要和次要观察指标等。结果部分包括纳入研究的人数、纳入分析的人数、主要观察指标一定要有具体数据和可信区间、重要的不良

反应。结论中不写具体数据,是对结果的总结和解释。如果是临床试验,最后需写出临床试验注册号。

2. 答:CONSORT 声明是随机对照试验的报告标准,分为清单和流程图两部分。清单包括 25 项论文应该报道的基本内容,流程图是指受试者从招募、入组、随机分组、统计分析的试验流程和病例数据。

(王小钦)